改訂第二版

ほうっておくと本当に怖い

糖尿病と合併症は

これを知っているだけで

どんどん治る！

岐阜大学特任准教授
岡野哲郎・監修

平原社

監修のことば

コントロールが難しい糖尿病をしっかりサポート チエニーは科学的検証の充実した注目の成分

糖尿病は大変難しい病気です。原因はインスリンというたった1種類のホルモンの不具合であるにもかかわらず、症状は全身に及び、頭のてっぺんから足のつま先まで、この病に無縁な部分はないと言っても過言ではありません。

治療の基本は食事療法と運動療法ですが、よほど意志が強く実行力のある人でなければ、それだけで血糖値をコントロールするのは難しいでしょう。また食事と運動が完璧であっても、ストレスや生活リズムの変化、ほかの病気などが原因となって血糖値は変動します。加齢や病歴でも血糖値は変わってきます。

薬物治療においては新薬が次々と登場し、そのたびに「画期的」とニュースになり、もてはやされますが、未だ糖尿病の完治にはつながっていません。医薬品の効果は高くなっているものの、薬の種類や量が増えることで医療現場も患者さんも戸惑い気味なのも事実のようです。こうした状況の中で自らを律し、日々病と闘っている方々の努力は並大抵のものではありません。

糖尿病に関して西洋医学が苦戦している中、漢方、あるいは補完代替医療と呼ばれる分野では、Pseudotaxus Chienii プセウドタキサスチエニー（以下、チエニー）という、強力な天然成分でかつ科学的根拠も次々と解明されているものが登場し、多くの研究者たちが注目しはじめています。

私もそのチエニーに魅せられた研究者の一人であり、いったいどれだけの可能性がこの成分に潜んでいるのか、研究すればするほど新しい発見があり、興味はつきません。

チエニーは本国中国では長い間門外不出の秘薬であり、その効能はがん、肝炎、アレルギー、リウマチ、感染症、婦人病など類を見ない多彩さです。

特に糖尿病は、天然成分であるチエニー本来のメインターゲットと言ってよいでしょう。

その薬理効果は、生活習慣病である2型糖尿病だけでなく、自己免疫疾患である1型糖尿病にまで及び、合併症を防ぎ回復させるなど、到底ひとつの成分の薬理効果とは思えないほどです。特に驚かされるのは、血糖値を安定させることです。それも血糖値を下げるという一方向の働きだけでなく、下げすぎを防ぎ、ちょうどよい数値に落ち着かせることができる。これは西洋医学には不可能なバランスをとる効果、漢方ならではの働きです。

また活性酸素の除去、全身の血行促進、免疫賦活作用などいくつもの働きがあり、インスリン分泌の源であるすい臓のβ細胞を修復している可能性もあるというのですから、万能という言葉に信憑性が出てきます。

患者さんひとりひとりが、食事療法、運動療法を積み重ね、必要に応じて医薬品も使いながら血糖値をコントロールしていくほかはないのですが、チエニーは、そんな糖尿病の治療がうまくいかなくなった方たちに、とてもいい効果をもたらしています。西洋医学の理詰めのやり方は、人間の体においては無理がくることもあります。そんな場合に、チエニーが大きな突破口になって血糖値が下がることがあります。チエニーのような全身のバランスをとる天然成分を上手に取り入れれば、うまくいかなくなった治療を立て直すことができるでしょう。

幸いチエニーは、どのような医薬品と一緒に摂取しても問題なく、どんな食べ物と組み合わせても大丈夫です。いつでも安心して治療の中に組み込むことができます。

この本を読み、チエニーに出会い、みなさんが糖尿病を上手にコントロールして快適な生活を続けることができれば幸いです。医療に携わる研究者のひとりとしても、これ以上の幸せはありません。

2024年1月

岐阜大学特任准教授　岡野　哲郎

目次　CONTENTS　糖尿病と合併症はこれを知っているだけでどんどん治る！（改訂第二版）

目次

目次

第4章　チエニーの科学的検証　151

第5章　糖尿病を克服した症例　185

プロローグ　～全身のバランスを整え血糖値を安定させるチエニー～

平成19年の厚労省の「国民健康・栄養調査」によると、日本で糖尿病とみなされる人はおよそ890万人、検査などで糖尿病の可能性を否定できない人が1320万人います。あわせて2200万人あまり、実に国民の4人に1人が糖尿病、あるいはその予備軍ということになります。

ところがこうした人々の約4割が、ほとんど治療を受けていないといいます。検査で血糖値が高いことがわかっても放置している、あるいは治療を止めてしまった人がたくさんいるのです。なぜこんなことになるのでしょうか。

それは糖尿病という病気が、初期には全くと言っていいほど自覚症状がないからです。血糖値が高くても、痛くもかゆくもない。体調の変化もほとんどない。治療しようという意欲はもちろん、病気だという意識も持てない。だから病院が遠のき、治療をしないまま放置している人が多くなってしまうのです。

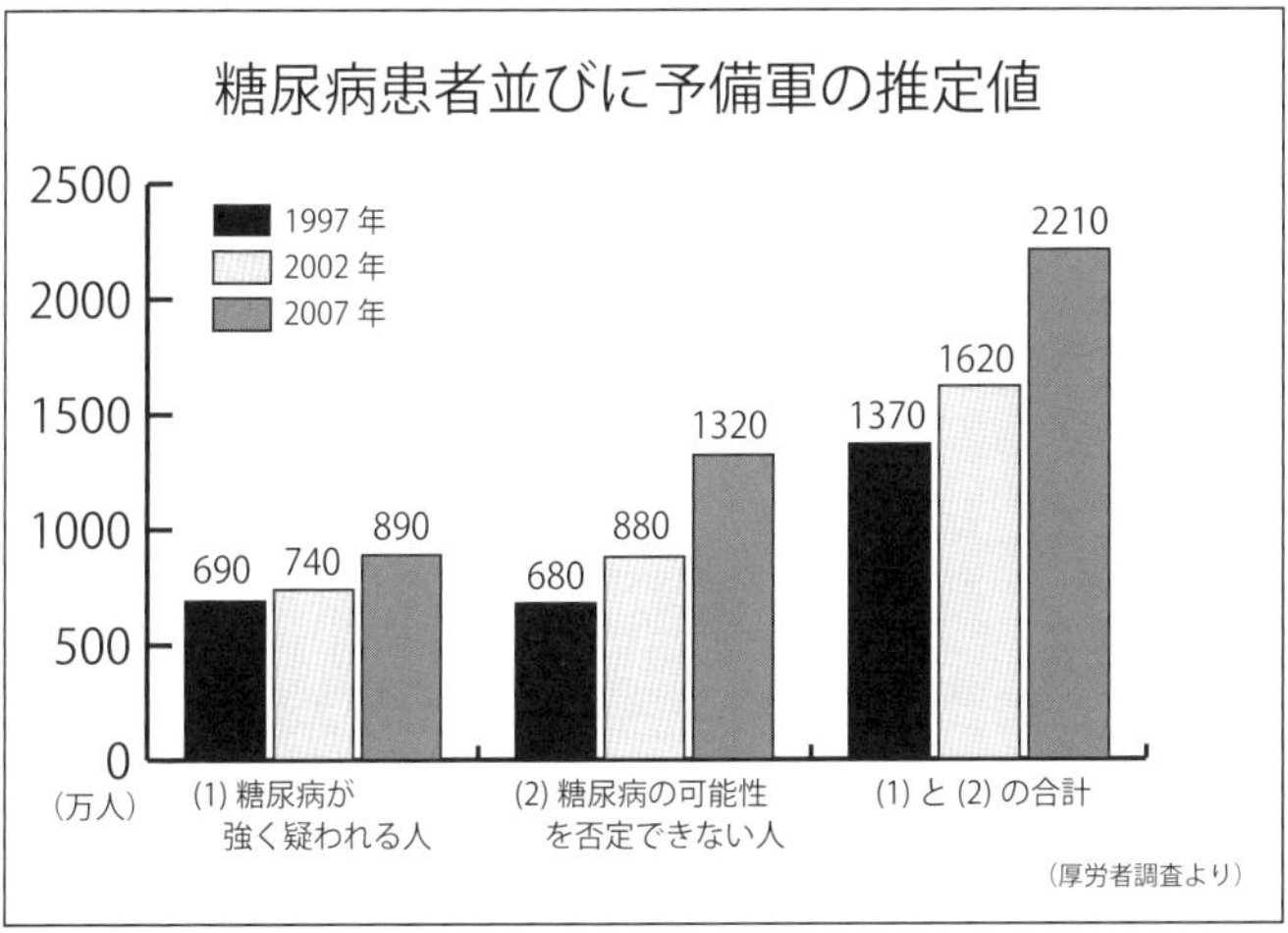
糖尿病患者並びに予備軍の推定値
2500
2000
1500
1000
500
0
（万人）
1997 年
2002 年
2007 年
690
740
890
680
880
1320
1370
1620
2210
(1) 糖尿病が強く疑われる人
(2) 糖尿病の可能性を否定できない人
(1) と (2) の合計
（厚労者調査より）

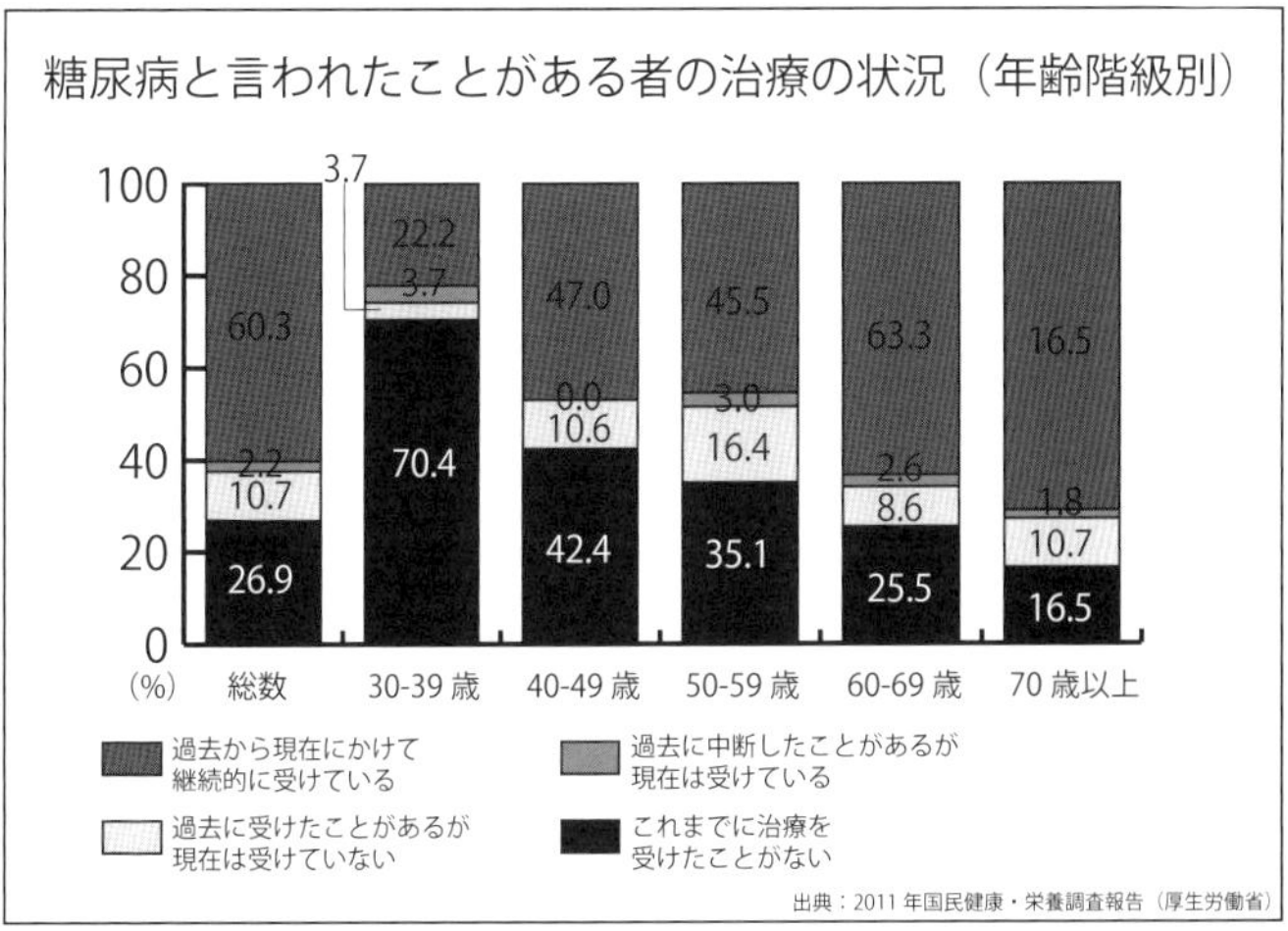
糖尿病と言われたことがある者の治療の状況（年齢階級別）
100
80
60
40
20
0
（%）
総数
30-39 歳
40-49 歳
50-59 歳
60-69 歳
70 歳以上
60.3
2.2
10.7
26.9
3.7
22.2
3.7
70.4
47.0
0.0
10.6
42.4
45.5
3.0
16.4
35.1
63.3
2.6
8.6
25.5
16.5
1.8
10.7
16.5
過去から現在にかけて継続的に受けている
過去に中断したことがあるが現在は受けている
過去に受けたことがあるが現在は受けていない
これまでに治療を受けたことがない
出典：2011 年国民健康・栄養調査報告（厚生労働省）

しかし糖尿病が、いつのまにか治ってしまうということはありません。逆に、気づかないうちに、じわりじわりと身体は蝕ばまれてゆきます。気がついた時には重い合併症を併発している。そうなってから病院にかけこむという人が後を絶ちません。

糖尿病はこの合併症が怖いのです。失明、手足の切断、人工透析、脳卒中や認知症など、恐ろしい病気が次々と襲ってきます。無治療の糖尿病がどんな悲惨な事態を招くかは、ほとんどの人には想像がつかないものですが、紛れもない事実でもあります。

もし糖尿病の治療中で、それがうまくいかない、血糖値が下がらない、安定しないという方は、ぜひご自身の治療プログラムを検討してみて、問題点がないかどうか考えてみましょう。本書の第2章では糖尿病の最新治療や新薬を紹介しています。薬が合わなくなってきたり、生活に問題点があるなど改善すべき点が見つかるかもしれません。

また10年、20年と病歴が長くなると、治療を続けていても血糖コントロールが難しくなってくるのも事実です。加齢によって血管が硬くなったり、血圧が高くなったりと、体は変化します。また徐々に薬が効かなくなることもあります。そもそも糖尿病は「治す病気」ではなく「コントロールする病気」なので、終わりのない治療がストレスになってうまくいかないこともあります。

そして今、糖尿病の治療が今ひとつうまくいかないという方の助けになっているのが、漢方や補完代替療法、あるいは現代医療とそうした医療とを組み合わせた統合医療です。

特に漢方は、西洋医学とは異なる切り口で人間の病気や健康をとらえるので、従来のやり方でうまくいかなくなった人の突破口になることがあります。

漢方に用いられる生薬は、全身の調子を整えることで病気を治すのが特徴です。病気とは特定の臓器が故障しているのでなく、全身のバランスが崩れているからだと考え、それを調整するのが漢方の方法論です。これが全身病でありかつ慢性病である糖尿病には、よく合っているのです。

本書では、中国で「仙薬」と呼ばれる特殊な天然成分であるチエニーについてくわしく解説しています。その希少性から長く輸出が禁止されていたため一般の漢方薬としてはほとんど流通していませんでしたが、近年日本とアメリカでのみ入手が可能になりました。そこで今、幅広い分野で科学研究が行われ、多種多様な薬効成分が含まれていることがわかってきたのです。

中でもチエニーの薬理効果が注目されているのは糖尿病で、生活習慣病とされる2型糖尿病はもちろん、自己免疫疾患である1型糖尿病にも効果を発揮することがわかってきました。血糖値を下げるのはもちろん、壊疽や網膜症、腎症といった重い合併症を改善する力があることは特筆すべき点です。

チエニーで重い糖尿病が改善した例をご紹介しましょう。

九州に住む斎藤さん（仮名）は三十代で糖尿病と診断され、20年以上の病歴があります。自覚症状がないことからほとんど治療を受けず、食事療法もせずに放置していたところ、数年前から眼底出血、脳梗塞といった合併症が現れ始めました。悲観した斎藤さんはうつ病にかかり、毎日「死にたい、死にたい」とこぼすようになったそうです。

そんなご主人をそばで見ていた奥さんが、弱り果てて知人に相談したところ、紹介されたのがチエニーです。これをご主人に飲ませたところ、血糖値が下がり、うつ病が改善。同じ頃発症した壊疽にも驚くべき効果があったのです。

斎藤さんは以前から足に水虫らしき症状がありましたが、痛くもかゆくもないことから放置していたところ、あるとき足がパンパンに腫れ上がり、病院で壊疽と診断されました。左人差し指の第1関節から先はすでに腐っており、ピンセットで肉をはがされ骨が丸見えの状態に。主治医からは「親指、人差指、中指の3本は切断しなければならない」と宣告されました。

斎藤さんはショックを受けましたが、それからは奥さんの協力のもと真剣に食事療法に取り組み、チエニーも欠かさず飲むようにしました。すると最高334もあった血糖値が150前後に、さらにヘモグロビンA1cが、13から5・8に下がり、正常値になったのです。尿タンパクも出なくなりました。何より紫色に変色していた足指の腫れがひき、色も通常の肌色に変わり、骨になっていた人差し指の肉も盛り上がってきたというのです。壊疽になってから2週間後の快挙です。

主治医は「こんな短期間でここまでよくなったのは奇跡的。こんな例は見たことがない。（奥さんに対して）これからはあなたが主治医ですね」と告げたそうです。「食生活の改善など努力もしましたが、主人がよくなったのは、やはりチエニーのおかげだと思います」と奥さんは語っています。

足や指を切断などという事態はよほどのこと、あるいは昔の話だと思っている方がいるかもしれませんが、21世紀の現代でも状況は変わっていません。糖尿病性壊疽で足や指を切断する人は、年間3千人とも4千人とも言われています。

斎藤さんはチエニーと出会って壊疽を治し、タンパクが出なくなった（以前は出ていた＝腎症）、さらに眼底出血は治療済みということで、糖尿病の合併症を次々と改善しています。

奥さんの力とチエニーによって危機を脱し、すべてが好転したようです（斎藤さんの症例は、5章で詳しくご紹介しています）。

チエニーのような天然成分は、西洋医学の薬とは違った効果を発揮し、体調を整えて快適な生活をもたらしてくれます。糖尿病のような慢性病にとって、これほど頼もしい存在はありません。

中国政府は長い間チエニーを輸出禁止植物として保護してきたので、一般の人はもとより、海外では医学研究者でさえほとんど入手することはできませんでした。しかし近年チエニーの植林事業が軌道にのり、一部輸出されるようになったため、日本の研究者たちも、この生薬を研究材料にすることができるようになったわけです。

日本ではすでに京都大学、岐阜大学、富山大学、北里大学、金沢医科大学などの専門家により、チエニーの研究を進める補完医学研究会が結成されており、糖尿病をはじめ肝炎、がん、花粉症などのアレルギー疾患、関節リウマチ等に対する様々な薬理効果を確認しており、学会発表や論文が目白押しです。

なかでも、金沢医科大学ではチエニーに特化した研究部門が設けられたり、北里大学ではチエニーの脳神経に対する効果検証研究が行われたりしています。

チエニーは、すでに日本の糖尿病の方たちのおおきな助けとなっています。特に血糖コントロールが難しくなっている、合併症が出ている、治療がうまくいかない、という方によい効果が出ています。

インスリンを増やし効きをよくする効果

これまでの研究から、チエニーには血糖値を下げるインスリンを増やす作用があることがわかっています。チエニーはインスリンを分泌するすい臓に働きかけて、破壊された細胞の修復を促します。同時に、糖質の代謝に必要なビタミンB_1の働きを高めたり、ビタミンB_6と結合してインスリン分泌を促進するのです。

また糖尿病の原因の1つに肥満がありますが、これは増えすぎた脂肪細胞に免疫細胞が反応して炎症が起きることが発端です。炎症物質が過剰に産生されるとインスリンの効き目が悪くなり、血糖値が下がりにくくなります。

チエニーはこの炎症物質を抑えてインスリンの効き目を高め、血糖値を安定させます。

糖尿病に対するチエニーの有用性は、国内外の様々な研究によって証明されています。その一例が富山医科薬科大学和漢薬研究所の門田重利教授らの研究です。門田教授らは、糖尿病を発症させたラットにチエニーを投与する実験を行いました。

その結果は図1にありますが、チエニーによる血糖値降下率は、インスリン分泌を促す糖尿病薬を上回りました。

図1 実験で証明 薬を上回ったチエニーの血糖降下作用

≪実験の概要≫

人工的に糖尿病を発症させたラットを以下の3つのグループに分けて、実験開始から7日後の血糖値を比較した。

①生理食塩水を投与したグループ

②血糖降下薬のトルブタミド、ブホルミンの混合物を投与したグループ

③チエニーを投与したグループ

≪結 果≫

血糖降下薬を投与したグループは血糖降下率24.0%、チエニーを投与したグループは血糖降下率33.7%だった。チエニーの血糖降下作用は薬を上回ったことが明らかになった。

この実験結果は第45回日本糖尿病学会、第19回和漢医薬学会で報告され、ドイツの医学文献『Planta Medica』にも掲載された。

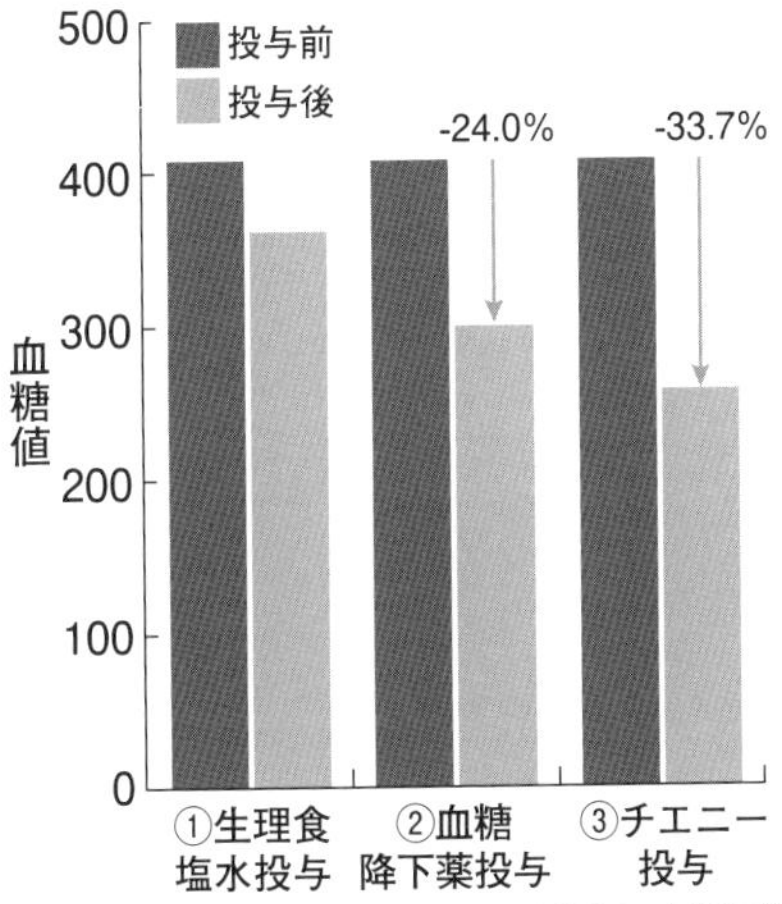

（富山医科薬科大学和漢薬研究所・門田重利教授らの実験より）

多数の患者の血糖値、ヘモグロビンA1cが好転
血糖降下剤、インスリンとの併用も可

ある病院では、糖尿病の患者さんに対し、通常の治療に加えてチエニーの摂取を実施することで病状の改善に導いています。

糖尿病治療の基本は食事・運動・薬物療法であることは言うまでもありません。しかし実際はそうした治療を継続しても、なかなか結果が出ないケースも少なくありません。そうした患者さんに対し、ある病院ではチエニーを摂取してもらい、糖尿病の改善を後押ししています。

図2は改善した患者さん3名の検査データです。いずれも血糖値、ヘモグロビンA1cの数値が下がっていることがわかります。

通常の糖尿病の治療にチエニーを加えることで、血糖値とヘモグロビンA1cがスピーディに改善した人はほかにもたくさんいます。こうした症例からも、チエニーがインスリン分泌を促し、その効き目を高める作用を持っていることがうかがえま

す。

さらにこの病院でチエニーを摂取した糖尿病の患者さんの中には、血糖値とともに上昇しやすい中性脂肪もすみやかに改善したケースが複数見受けられました。

この病院での治療から、チエニーは、血糖降下薬やインスリン注射との併用も問題がないこともわかりました。

図2 チエニーの摂取で患者の糖尿病が著しく改善

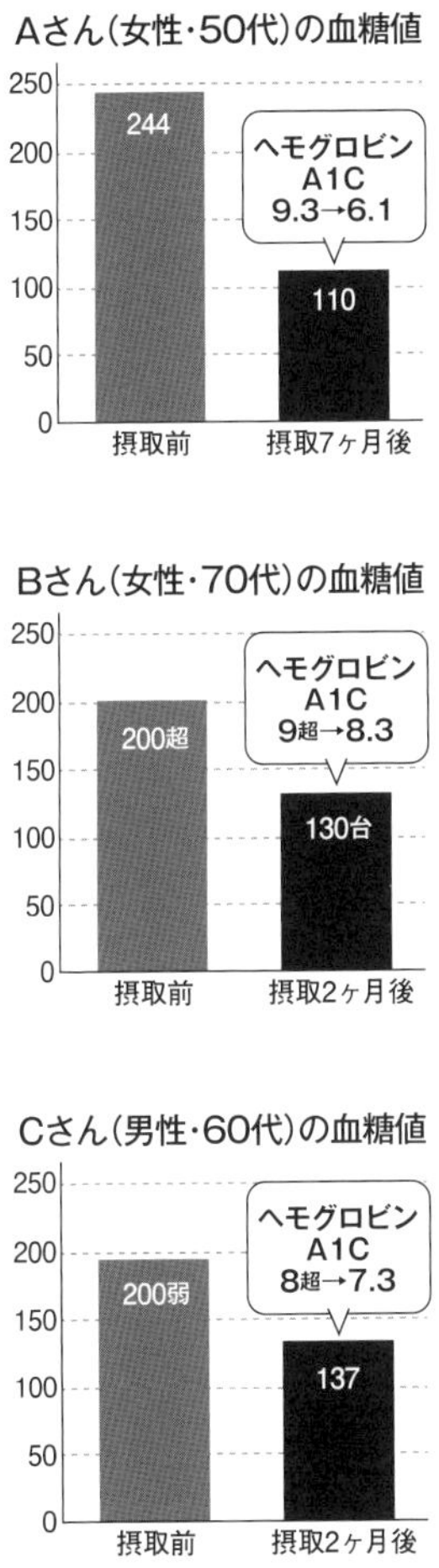

インスリンもそうですが、糖尿病の薬は、きちんと必要な食事を摂っていないと、あるいは摂っていても低血糖を引き起こすケースがあります。血糖値が必要以上に下がってしまうためであり、時として命にかかわる危険な副作用です。

しかしチエニーには低血糖のような副作用もなく、正常値まで改善した後、継続摂取によりそのレベルが保たれるという大きなメリットがあります。これは通常の医薬品ではなかなかありません。チエニーは、安心して毎日の習慣に取り入れられるのです。

現代は、医薬品も漢方も上手に使い分け、時に併用して、よりよい効果を得る時代です。糖尿病も医療機関の治療をしっかり受けつつ、チエニーのような天然成分を上手に併用することで、さらによい効果が得られるでしょう。

どんな人でも、長く続く治療にくじけそうになることはあります。そんな方に、本書が少しでもお役に立てれば幸いです。

第1章

糖尿病とはどんな病気か

～高血糖が招く合併症が一番怖い～

ブドウ糖は重要なエネルギー源

ブドウ糖は、あらゆる栄養素の中で最も基本的かつ最大のエネルギー源です。これが全身の細胞で使われることによって私たちは生命活動を営んでいます。筋肉や内臓など、ほとんど全ての組織でブドウ糖は必要ですが、特に脳にとっては重要なエネルギー源です。

ブドウ糖は、３大栄養素であるタンパク質、炭水化物、脂質の中の炭水化物が分解されて生成されます。食品でいえばご飯やパン、麺類などの穀物やイモ類、そして砂糖などの糖類がブドウ糖のもとです。

私たちが食事をすると、食事に含まれたブドウ糖が消化器で吸収され、血液にのって全身に運ばれます。

全身の細胞に運ばれ使われて余ったブドウ糖は、肝臓や筋肉でグリコーゲンに変わって蓄えられます。そしてエネルギーが不足した時に、再びブドウ糖に変えられて使われます。

血液中に含まれるブドウ糖は1日中ほぼ一定に保たれていますが、この調整をしているのが様々なホルモンです。

例えば血糖値が下がっている時には、グルカゴンやアドレナリンなどのホルモンが分泌され、肝臓などに蓄えられたグリコーゲンをブドウ糖に換えて、血糖値を上げようとします。

これとは逆に、血糖値が上がりすぎると下げる働きをしているのがインスリンです。特に食後は血糖値が急激に上がるので、インスリンは大忙しになります。

すい臓の小さな組織ランゲルハンス島がインスリンを分泌

インスリンは、胃の後ろにあるすい臓という臓器のランゲルハンス島という組織から分泌されています。

ランゲルハンス島とは不思議な名前ですが、これはすい臓の中に島のように浮かんでいることと、発見者のランゲルハンス氏の名前から命名されています。およそ15センチほどのすい臓の10%程度という小さな組織で、ここにはα細胞とβ細胞があり、インスリンはβ細胞から分泌されています。

インスリンは食後、ブドウ糖に見合った量が分泌され、ブドウ糖が細胞に取り込まれる助けをすることで血糖値を下げています。

従ってインスリンがちょうどよいタイミングで、ちょうどよい量が分泌され、細胞でちょうどよい具合に働いてはじめてブドウ糖は上手に活用されることになります。糖尿病は、このタイミング、量、働きのどこかに支障があることで発症します。

1型糖尿病と2型糖尿病

糖尿病には1型と2型があることはご存知でしょう。この2つは同じような病状ではありますが、全く異なる病気と言っても過言ではありません。

1型糖尿病は、インスリンを分泌するすい臓のβ細胞が、何らかの原因で壊れてしまい、インスリンを全く、あるいはほとんど分泌できなくなってしまうことで発症します。

「何らかの原因」が何かはまだ完全には解明されてはいませんが、本来外敵などを攻撃する免疫細胞が、誤って自己の細胞であるβ細胞を攻撃することが原因ではないかと考えられています。そのため1型糖尿病は、膠原病やアレルギーなどを含む自己免疫疾患の仲間に分類されることが多いようです。

1型糖尿病は、日本人では糖尿病全体の3～5%とごく少ないですが、20歳以下の若年層に発症し、10歳以下の糖尿病ではほぼ100%が1型です。

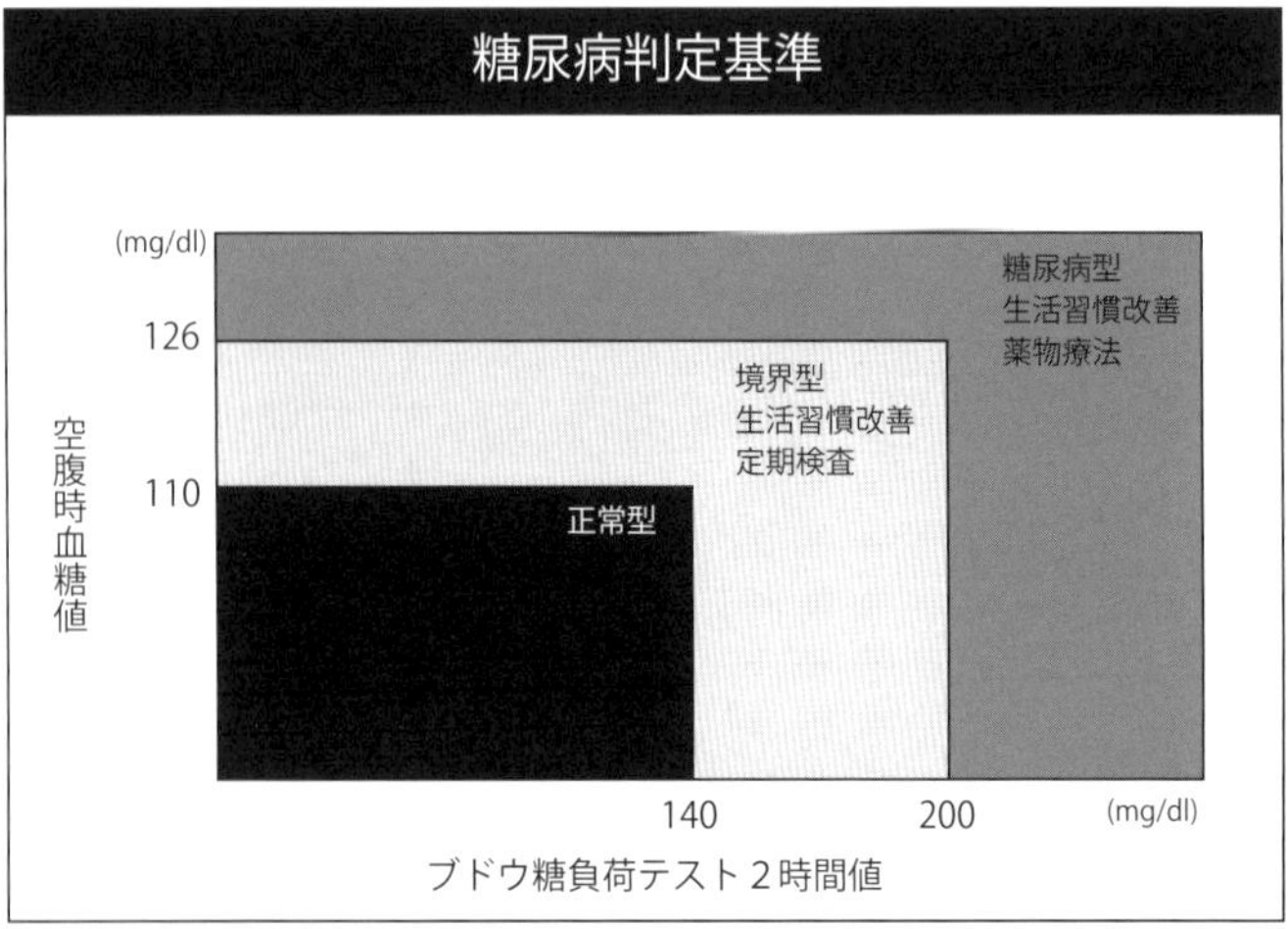

１型糖尿病は、ある日突然発症し、急激に進行するのが特徴です。最初は熱や喉の痛みなど風邪に似た症状に始まりますが、気づかずにいると糖尿病性昏睡を起こして大変危険であり、早急に治療が必要です。

治療はインスリン注射が不可欠です。２型糖尿病のような血糖降下剤は効果がありません。食事療法、運動療法もあまり効果がないとされています。

2型糖尿病は生活習慣病?

日本人の糖尿病患者の9割以上、つまり圧倒的多数が2型糖尿病です。生活習慣病と考えられていますが、遺伝的要素も強く、親や祖父母が糖尿病であると高い確率で糖尿病になると言われています。

ただし遺伝的要素だけではなく、長年の食生活、肥満、ストレス、運動不足などの生活習慣が加わって2型糖尿病を発症すると考えられています。

1型糖尿病と違い、2型糖尿病は突然発症することはありません。健康診断などで継続的に検査をしていると、血糖値がやや高めの状態がしばらく続き(境界型、糖尿病予備軍　空腹時血糖値が110~126)、ある時から本格的な糖尿病に移行します。境界型になると数年以内に糖尿病に移行することが多いようです。

通常の健康診断で血糖値(空腹時血糖値)が110を超えると境界型、126を超えると糖尿病の域になります。しかし1回の検査で診断が下りるのではなく、その後ブドウ糖負荷試験、随時血糖値検査などが行われます。

それでも検査時、一時的に血糖値が高いこともあるので、ヘモグロビンA1cなど過去の血糖値がわかる検査を経てようやく糖尿病の診断が下りることになります。

いったん糖尿病と診断がつくと、その時からその人は糖尿病患者です。糖尿病に自然治癒はありません。あとは覚悟を決めて、いかにして糖尿病とつきあっていくか、いかにうまくコントロールしていくかになります。

幸い医療は発達し、糖尿病であっても、きちんとコントロールすれば健康な人と変わりない生活ができます。寿命も変わりありません。

ヘモグロビンA1cとは何か

糖尿病の病状を把握するには定期的な検査が欠かせません。その基本となるのが血糖値です。しかし血糖値は、検査の日のその時のものでしかありません。そこで必ず行われるのがグリコヘモグロビン検査です。

グリコヘモグロビンとは、血液の赤血球の一部で酸素を運んでいるヘモグロビンにブドウ糖が結びついたものです。血糖値が高い、つまり血液中に糖が多いほどヘモグロビンと糖は結びつきやすくなり、しかも赤血球の寿命である4ヶ月はそのままの状態が続きます。従ってグリコヘモグロビン（その1種であるヘモグロビンA1c）を計測すれば、過去数ヶ月の血糖値を推し量ることができます。

ヘモグロビンA1cが6・5％以上は糖尿病と診断されます。既に糖尿病の人はこの数値を下げることが目標になります。

ヘモグロビンA1cは血糖値と異なり、過去1〜2ヶ月の血糖コントロールを反映します。前日食べ過ぎたとか絶食したとかでは変化はありません。従って、検査の時に何とか数値をよくしようとしても無駄な努力に終わってしまいます。

糖尿病の検査には、他にもインスリンの分泌能力を測るCペプチド検査（尿検査）、インスリンの作用不足がわかる尿ケトン体検査があります。

また合併症の状態を調べる様々な検査があります。網膜症は眼底検査で、腎症は尿タンパク検査や尿中アルブミン検査で、神経障害は腱反射検査や知覚検査、心筋梗塞を調べるレントゲン検査などがあります。

こうした検査は定期的に通院していれば必ず実施されます。面倒でも検査を受け、自身の病状を把握しておきましょう。

後に述べますが、糖尿病は合併症が怖い病気です。合併症は、腎症における人工透析など、いったん進行するとあと戻りできないレベルが存在します。そうした事態を避けるためにも必ず受けておきましょう。

合併症が怖い

糖尿病は、血液のなかにブドウ糖が増えすぎ、血糖値が上がったままなかなか下がらない病気です。高血糖の血液が全身をめぐることで、少しずつ健康が蝕まれていきます。

ただし定期健診を受けている人の場合、数値的に糖尿病と診断されたからといって、急に命にかかわることはありません。初期の頃は自覚症状もなく、生活に支障がないものです。

しかし血糖コントロールをせずに放っておくと、やがて合併症が現れます。そして糖尿病の一番恐ろしいのがこの合併症です。

合併症には色々なものがありますが、特になりがちなのが糖尿病特有の3大合併症と言われる神経障害、網膜症、腎症です。それぞれいくつもの病気や障害となって現れますが、どれかが単独で現れるのではなく、複数の合併症が平行して、あるいは絡み合って現れます。

はじめに、全身を合併症で蝕まれ、かろうじて足の切断を免れた男性の例を紹介しましょう。ある意味、典型的な糖尿病患者の状態です。

気がつけば足切断寸前、いずれ透析しか道はない

東京都内に住む会社役員Aさんは63歳。身長160cm、体重93kg。大変な美食家で、趣味はグルメ旅行。北は北海道の蟹、うに、イクラから、南は九州の黒豚まで、休みとあればおいしいものを求めて旅をしていました。お酒はほとんど飲まず、ご馳走のみを追い求める日々です。

誰がみても太りすぎで、家族は心配していますが、本人は大の医者嫌いで健康診断も受けようとしません。「これで死ねれば本望」「生命保険に入ってるんだから、いつ死んでも迷惑はかけない」が口癖でした。

ある時Aさんは、右足の親指から足首にかけて腫れているのに気がつきます。痛みはないものの腫れは次第にひどくなり、靴がはけないほどになりました。「どこかからバイキンでも入ったのかな」と近所の内科を受診したところ、結果は恐ろしいことに糖尿病性壊疽。詳しい検査の結果、血糖値は500を超えており、正真正銘の糖尿病だったのです。蛋白尿も認められ、眼底出血も起こしていました。「いつ死んでも～」と豪快さを気取っていたAさんでしたが、「このままだと足を切断するしかない」という医師の言葉に震え上がりました。

「何とか切断だけはカンベンして下さい！」

Aさんは医師に泣きつきました。

幸いカテーテルを通して血管を広げる治療をしてくれる病院に紹介状を書いてもらい、壊疽は奇跡的に回復。しかしAさんは既に合併症で全身ボロボロの状態で、徹底した治療が必要となりました。蛋白尿は腎症の症状であり、進行すれば人工透析しか道はありません。眼底出血も進行すれば網膜症から失明の危険があります。

Aさんは入院し、合併症の治療をしながら糖尿病について勉強（教育入院）することとなりました。

おそらくAさんは相当前から糖尿病を発症していたのでしょう。検診を受けなかったこと、自覚症状がほとんどなかったことが災いし、発見が遅れてしまったのです。糖尿病では珍しいことではありません。後述しますが、本書で紹介しているチエニーは、こうした糖尿病の合併症にも効果が認められています。Aさんのような状況であっても回復の可能性はありますが、ここまで悪化すると相当な時間がかかると考えられます。

自覚症状は合併症が進行してから

糖尿病であきらかな症状が現れるのは、合併症が起こってから。しかもかなり進行してからです。初期には全く自覚症状がないのが普通で、健康診断の血液検査、尿糖検査で高血糖がわからなければ見つかりません。

世の中にはAさんのように、「いつ死んでも悔いはない」「人生は太く短く」とばかりに、好き放題な食生活をしている人がいます。一見自由で結構ですが、「それでは明日足を切断してもいいか」と聞かれて「もちろん」と答えられる人はまずいません。「もう治療法はない」と言われて「本望です」という人もほとんどいないのではないでしょうか。

そもそも医学の発達した今日、そう簡単には人は死ぬことはできません。医療が人を死なせないのです。よく理想の死に方を「ピンピンコロリ」と言いますが、よほど運のいい人でなければ、そんなにあっさり死ねるものではないでしょう。

糖尿病に限らず、病気の発見が遅ければ遅いほど治療は難しくなり、つらい年月が長引くことになります。

したがって合併症になる前に糖尿病を発見し、血糖値をコントロールすることが最良の道です。合併症が起きていても早期で食い止め、進行をおさえれば、長く普通の生活を続けることができます。「一病息災」こそ糖尿病の理想であり、それで天寿を全うすることができると考えましょう。

そのためにも、糖尿病の合併症がどのようなものか、放置するとどんなことになるか、代表的な症状をご紹介してみましょう。

恐ろしい3大合併症 その1

神経障害

糖尿病による神経障害は、合併症の中でも早い時期に起こることが多いものです。原因は高血糖によって全身の末梢神経が冒されることです。末梢神経には知覚神経、運動神経、自律神経の3つがありますが、これらは全身に張り巡らされた神経ですので、至る所で障害が発生します。例えば手足のしびれや痛み、感覚鈍麻（感覚が鈍くなること）、こむらがえり、顔面神経麻痺、発汗異常、立ちくらみやめまい、下痢や便秘、膀胱障害、インポテンツなど無数にあります。

感覚が鈍くなり痛みを感じにくいことや、血流障害が相まって壊疽になることもあります。

糖尿病性壊疽で年間3千人以上が手足や指を切断している

糖尿病性壊疽での手足、指の切断は、今日でも決して珍しいことではありません。年間3千人以上が、この合併症で手足、あるいは指の切断という事態になっています。事故などの外傷を除けば、糖尿病性壊疽は足の切断原因の第1位です。繰り返しますが、「年間3千人以上が手足、指を切断している」ということを、しっかりご理解いただきたいものです。

糖尿病性壊疽は、糖尿病の3大合併症のひとつである神経障害と血流障害から発生します。糖尿病の人の血液は、全身の細胞に吸収されなかった糖でドロドロの状態です。時間とともにその糖が変化し、行く先々で神経を蝕んでいきます。

足においては、まず高血糖により足の血管が細くなり血行障害・動脈硬化が起きています。そこにちょっとした傷、ひっかき傷や水虫などができ、細菌感染が起こって化膿しても、神経障害で足の感覚が鈍くなっていると痛みをあまり感じません。

傷は潰瘍となり、次第に広がり、皮下組織から骨まで腐らせていきます。これが壊疽です。

健康な状態であれば痛みを感じ、免疫力、回復力が働いて傷を治し、あるいは治療しようということになりますが、神経障害、血流障害があるとそれがうまくいきません。

壊疽は、ある程度進行すると、腐った箇所を切断して感染が広がらないようにするほかなくなります。自然治癒が難しい上に、放置すれば敗血症で命を落とすことにつながるからです。

最近は前述の新しい治療法が登場し、Aさんのように運よく切断を免れる人も出てきました。しかしそうした治療はどんな医療機関でもできるわけでなく、「運よく」「最新治療」に巡り合えればこそです。

切断しても長生きできない

糖尿病性壊疽で手足や指を切断するのは最後の手段です。しかし苦渋の決断で切断しても、その後回復してすっかり元気に、という人はそう多くはありません。

切断箇所や病状にもよりますが、足を切断した患者は心身ともにダメージが大きく、寝たきりになることが多く、切断した人の6割が、5年以内に亡くなっています。ひざから下よりもひざから上、片足より両足など、切断箇所が大きいほど経過が悪くなります。

また切断時、既に人工透析をしていた人の場合、8割が5年以内に亡くなるというデータがあります。人工透析をしているということは、きちんと治療を続けているわけですが、それでも壊疽に気づかないことが少なくありません。

糖尿病はもともと血液の状態が悪く、感染を起こしやすく、傷が治りにくいのが特徴です。まさに慢性病、全身病の恐ろしさを思い知らされる病なのです。

壊疽のきっかけは「靴ずれ」から

壊疽のきっかけとなる傷の最も多いのが「靴ずれ」。実に壊疽の7割が「靴ずれ」をきっかけに発症しています。「靴ずれ」は傷こそ目立ちませんが、健康な人ならかなり痛いものです。それが糖尿病からくる神経障害のために感じにくく、放置してしまうことから壊疽が始まるのです。

ついで「やけど」「感染症（水虫等）」。ウオノメやタコ、深爪なども要注意です。いずれも健康な人ならほんの些細な傷です。放置しても治ってしまうか、逆に痛みで放置できず手当てせずにはいられない傷です。それが化膿して潰瘍になり、壊疽になるのです。

壊疽は、いったん発症すると悪化が非常に早いのが特徴です。普通、傷が化膿して潰瘍になるだけで1週間かそこらはかかります。それが糖尿病の場合、血流障害のために新鮮な血液がうまく流れず、免疫が働きにくいので2～3日で化膿し、数日で壊疽を発症してしまうのです。

医者が「足までは診ない」から発見が遅れる

糖尿病で何年も通院しているような人が、なぜ足を切断するような事態に陥るのか。重症者を見落とした医療機関に問題はないのか。そう思う人もいるかもしれません。

3大合併症のうち、網膜症や腎症は検査で発見しやすい症状です。しかし壊疽は、本人に自覚症状がないため、気づきにくく、診察のタイミングが遅れやすいのです。それに糖尿病の専門医でなければ、本人が訴えない限り足まで診ないことが多いと言います。診る側にも、診られる側にも盲点になりがちなのです。

たいていの人は「靴ずれくらい」「痛くもないし」「水虫なんて」と軽く考えてしまいます。「ちょっとした傷が壊疽の原因」と知っていても、血糖値や眼底検査に一喜一憂し、靴下の中まで気が回らないのでしょう。
繰り返しますが、「たかが靴ずれ」が足切断の最大のきっかけです。足は毎日チェックし、ちょっとした傷を見逃さず医師に相談し、治療して治しましょう。

足に合った靴をはくことも重要です。靴ずれ、タコ、ウオノメは、足に靴が合わない証拠です。運動療法を視野に入れて、足に合った靴、できれば医療用の靴を履くことです。これが糖尿病のフットケアです。

恐ろしい3大合併症 その2

糖尿病性網膜症

今でも年間3千人が失明している

厚労省の調査によると、日本の糖尿病患者の数は2千万人を超えると考えられています。人口約1億2千万人と考えると、実に6人にひとりです。しかしそうした人の4割が、ほとんど治療を受けていないそうです。

健康診断などで血糖値が高いことがわかっていても、自ら受診しない。そのため「糖尿病」という診断が正式には出ていない。あるいは治療を開始したけれども、自覚症状がないのでやめてしまった。一時的に血糖値が下がったので、治った気になってそのまま放置してしまった。こうした人が何百万人もいると見られています。

糖尿病性網膜症は糖尿病の合併症の1つです。合併症としては非常に頻度が高いため、治療を続けている人は定期的に眼底検査を受けて、網膜症になっていないか、ほかに白内障や緑内障などを併発していないかを調べることになります。

こうした検査があるにもかかわらず、糖尿病性網膜症で視力を失う人は年間約3千人もいます。こうした人々は、やはりきちんと治療を続けていないケースが多く、早い時期に治療を受けていれば、失明には至らなかったはずです。視覚障害者の5人に1人はこの病気が原因であり、50～60代の働き盛りの失明ではトップです。

生まれつきの病気や若いうちの発症と異なり、中高年になってからの中途失明は適応が難しく、本人もなかなか受け入れがたいものです。まだリタイヤするには早すぎ、さりとて仕事にも復帰できない。本人だけでなく、家族や周辺の人々の負担も大きくなります。

網膜症は段階を経て進行する

網膜症は、ある日突然発症していきなり失明するというものではありません。症状は網膜の血管からのごく小さな出血に始まり、少しずつ、じわじわと進行していきます。その進行は3つに分けて考えられ、いかに早い段階で食い止めるかが失明を防ぐ鍵になると言われています。

はじめは高血糖の血液が、網膜の細い血管を劣化させ、小さな出血が起こります。眼底検査をすると出血だけでなく、血管から染み出たタンパク質や脂肪が白いシミのようになっています。これを単純網膜症といい、本人は全く自覚症状がありません。この段階であれば特別な治療をしなくても、血糖コントロールによって自然と元に戻ると言われています。

次の段階になると網膜の細い血管が詰まり始め、酸欠になった血管自体が死に始めます。この段階を増殖前網膜症と言い、自覚症状はありませんが、治療としては最も重要な時期です。この段階までで発見し、レーザー光凝固術を行って新生血管が伸びるのを防ぎます。この時期は失明を防ぐのに最も重要な時期だと言えるでしょう。

増殖前網膜症の段階で治療をせずにいると、網膜の血管が詰まって酸欠で死んでいきます。そして代わりに新しい血管（新生血管）が伸びてきますが、これは非常にもろく出血しやすい特徴があります。

新生血管は本来の血管の代用にはならないもので、網膜だけでなく硝子体にも広がり、少しずつ出血が続いて硝子体の表面に膜（増殖膜）を作ります。この膜が網膜と硝子体を癒着させ、網膜はく離を起こしやすくするのです。この段階を増殖網膜症といい、治療するのに一刻の猶予もありません。

大出血・網膜はく離で失明することも

増殖網膜症は網膜症の最終段階です。

新生血管は血圧が上がるなどの些細なきっかけでも破裂し、大出血を起こします。出血は硝子体に広がり、光は網膜に届きません。そうなると急激に視力が落ち、目の前に黒い筋のようなものがちらついたり、「赤いカーテンが下がった感じ」がしたり、視野が欠けるなどの症状が現れます。

この段階で、出血のレベルがどの程度か、網膜がどの程度ダメージを受けているかで経過が大きく変わります。治療としては、出血がひどい場合は硝子体を眼球から吸引などで取り除き、代わりにシリコンオイルなど人工の液体を注入します。

出血だけが原因ではありませんが、増殖膜が網膜をひっぱると網膜がはがれ（網膜はく離）てしまうので、元の状態にもどす手術、あるいはガスを充填して網膜を圧迫固定するなどの処置を行います。

技術の向上により、昔に比べれば視力を回復させることができるようになりました。しかし出血があまりにひどく、また網膜はく離の状態がひどい場合は、例えば黄斑部という視力の中心部分で起こると高い確率で失明してしまいます。

以上のように網膜症は、失明ギリギリ、最終段階の増殖網膜症に至るまで自覚症状がありません。したがって定期的に通院して治療をしている人はいいものの、ほとんど治療していない人、糖尿病の自覚すらない人はおそらく手遅れになってしまうでしょう。

まさか自分が失明するとは誰も考えてはいません。しかし糖尿病においては、誰にでも起こりうることです。

恐ろしい3大合併症 その3

糖尿病性腎症

コントロールしなければ死に至る病

糖尿病性腎症は、3大合併症の中でも深刻な病気です。血液を浄化し老廃物を除去する腎臓は、われわれの命を維持する重要な臓器です。もし機能が停止すると老廃物や有害物質が全身に回って尿毒症となり、死に至ることになります。

しかし多くの合併症同様、腎症もかなり進行するまで自覚症状がありません。通院しながらきちんと治療を続けている人は、検査で腎臓の状態がわかっていますが、糖尿病を放置している人、病気自体に気づかない人は、異常に気づいた時点でかなり進行しているケースがほとんどです。

糖尿病性腎症の患者は、糖尿病患者の増加に伴って増えており、腎不全となって人工透析を受ける人も増加の一途を辿っています。

腎症になるメカニズムは次の通りです。

腎臓は、毛細血管の固まりである糸球体と尿細管が血液をろ過し、老廃物と不用な水分を尿として排出する臓器です。高血糖の状態が続くと糸球体が傷つき、だんだんろ過する働きが悪くなってきます。すると老廃物が体内にたまって腎不全から尿毒症となり、心臓や脳、消化器などが機能しなくなり、最悪の場合心停止や昏睡に陥り死に至ることもあります。

腎症がある程度進行すると腎臓機能は元には戻りません。したがって糖尿病の治療をしながら定期的に検査を受け、腎症の発症を食い止めましょう。また腎症を防ぐのは血糖コントロールだけです。

糖尿病性腎症患者は急増している

腎症が悪化し腎不全に至ると、人工透析で機械的に血液をろ過するほかありません。腎臓移植という方法もありますが、日本は臓器移植があまり盛んではありません。腎臓移植に関しては、先進国の中では移植患者の健康状態など条件が非常に厳しく、日本の場合ドナーも少ないため、難しいのが現状です。

腎症で人工透析に至るケースは糖尿病だけではありません。他の原因には慢性糸球体腎炎や腎硬化症などがあります。それでも人工透析を導入する患者で最も多いのはやはり糖尿病で、全体の4割に当たります。日本で人工透析を受けている患者は約30万人いて、そのうち約12万人は糖尿病が原因です。糖尿病性腎症で人工透析患者が増えているのは、第1に糖尿病患者が増加しているからです。

血糖コントロールさえしていれば、腎症は防げると言われています。それがうまくいかずに人工透析になってしまう。もちろん治療をしていても腎症になってしまうことはあります。しかし、糖尿病に気づかなかった、気づいていても治療や自己管理を怠っていた、などの理由で人工透析になってしまうのは大変残念なことです。

制限が多く糖尿病食とは異なる食事療法

糖尿病治療の基本は食事療法です。決められた摂取カロリーを守り、栄養のバランスや食事の時間などを守ることが大切です。

合併症で腎症を発症すると、カロリー制限だけでなく、腎臓に負担をかけないために、まずタンパク質が制限されます。血管が痛んで血圧が高くなると塩分の制限も課せられます。腎症が進行するとさらに低タンパク、減塩の食事になり、体内にうまく排泄できないカリウムの制限も加わることになります。タンパク質が減る分、炭水化物や脂質はやや増え、摂取総カロリーも少し増えます。

タンパク質や塩分は健康な人の半分程度、カリウムが制限されると果物やイモ類、海草、お刺身、麺類などは、食べられないか、ごく少量にしなければならなくなります。腎症後半になり浮腫や心不全が合併してくると、水分の代謝が悪くなるため、摂取する水分も制限しなくてはなりません。

制限しなければならないものが増えるだけでなく、それぞれの量を計算しながら食べなければならないので大変手間がかかります。

ただ最近は療法食の宅配が充実してきて、ある程度委託することができるようになりました。地域にもよりますが、昔に比べれば食事療法は楽になっているようです。

週3回、各4時間。人工透析は時間がかかる

人工透析になると、大体週3回通院し、各4時間ほど人工腎臓（ダイアライザー）で血液をろ過することになります。通院の時間を入れると、透析の日は半日〜1日時間を取られてしまいます。1週間7日のうち3日は治療に当てなければならないので、時間的な損失はかなりのものです。それでも人工透析を行わなければ、命にかかわります。多くの患者は、生きるために透析治療を続けているのです。

不幸中の幸いとでも言いましょうか、ここ日本は、人工透析に関しては世界でもトップクラスの技術を有しています。以前は人工透析になると5年もたないとか、悲観的な評価が多かったのですが、今は10年、15年と透析を続け、仕事を続けたり、旅行したりと普通の生活をする患者が増えています。このような人たちは人工透析をしながら、チエニーを始め自分に合った「糖尿病を治す生活習慣」を取り入れていると思われます。

合併症が引き起こす様々な症状

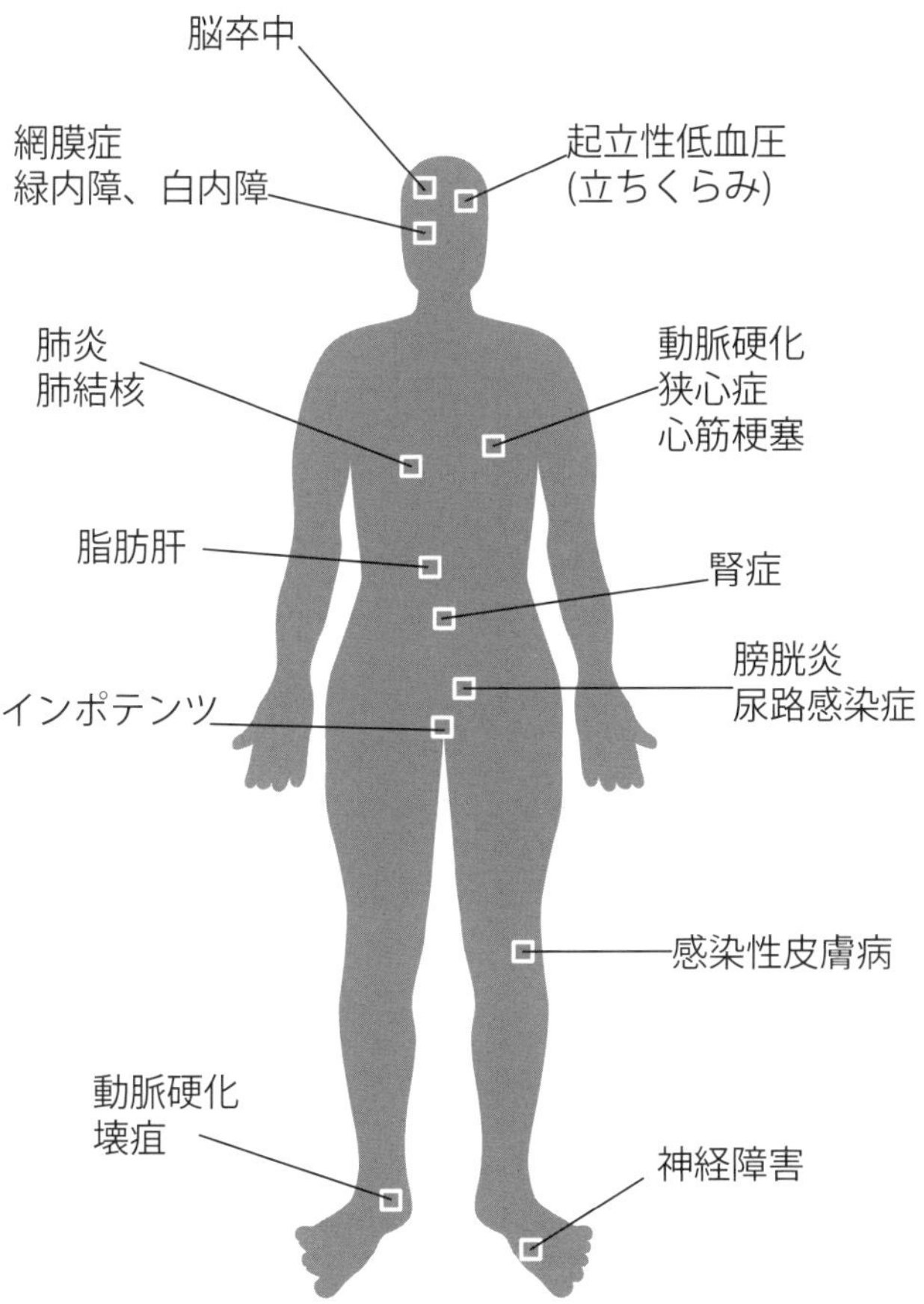

その他の合併症

心筋梗塞や脳梗塞、命にかかわる危険な合併症

糖尿病の3大合併症(神経障害、網膜症、腎症)は、毛細血管などの細小血管が高血糖のダメージを受けて起こります。糖尿病になって10年ほどすると、こうした症状が出ることが多いと言われています。

これに対して、心筋梗塞や脳梗塞、閉塞性動脈硬化症などの合併症は、太い血管がダメージを受けて発症するため大血管障害と言います。

こうした障害は糖尿病でなくても起きますが、やはり高血糖が続いて血管が痛んでいると発症しやすくなります。脳梗塞の場合、糖尿病の人はそうでない人の2倍~6倍です。また3大合併症と違い、糖尿病予備軍くらいの段階から発症しやすい

ことがわかっています。糖尿病の場合、神経障害のために痛みを感じにくく、無痛の心筋梗塞を引き起こすケースが多いようです。

いずれも発症すればたちまち命にかかわる重病です。回復しても麻痺など重い後遺症が残る場合もあります。糖尿病はこうした病気にもなりやすいという認識をもって、血糖コントロールをすることが肝要です。

QOL（生活の質）を下げる不快な神経障害

3大合併症のような障害は、患者さんはもちろん、そうでない人でも知っています。壊疽や網膜症のように一刻を争う場合もあるので、通院している人なら検査や治療もきちんとされていることが多いようです。

しかしそれ以外にも、QOL（生活の質）を著しく損なう不快な合併症はたくさんあります。深刻でないためなかなか周囲に理解されないことも含め、日常的に患者さんを苦しめています。

長野県に住む松本よしこさん（仮名・70歳）は、糖尿病歴20年。日ごろから食事に気をつけ、処方された薬はきちんと飲み、血糖値の維持に努めてきました。おかげでヘモグロビンA1cは常に6・0前後、血糖値も空腹時110前後を維持しています。病院では「模範患者」と言われ、それが一種のはげみになっています。

そんな松本さんが苦しんでいるのが足のシビレです。年から年中ビリビリと両足の先がしびれていて、気持ちが悪くてたまりません。特に寝ている時には、足のしびれる感覚だけがどんどん大きくなって、深夜に起きてベッドの回りをグルグル歩き回って気を紛らわせることがあります。

この「気が紛れていれば大丈夫」というレベルが、かえって周囲の無理解を生みます。24時間気を紛らわせていることなどできません。どんなときもキツメの靴下をはいているのは、裸足でいるよりは少しましだからです。

冬はシビレに凍るような冷たさが加わり、たまに足を何かにぶつけると、万力で締め付けられるような痛みがじんわりと走り、しばらく動けないほどです。

人にシビレのつらさを訴えますが、「痛いわけじゃないんだから」「あんまり気にしないことだよ」など、真剣に取り合ってもらえません。主治医でさえ、「じゃあ導眠剤でも出しましょう」とシビレを取り除こうとはしてくれないのです。「こんな足はない方がまし」と松本さんはため息をついていました。

QOLを下げるシビレなどの周辺症状を改善する

松本さんはチエニーを飲み始め、そんなつらさから解放されつつあります。2週間ほど飲んで、以前よりシビレを感じなくなってきたそうです。夜眠りについてからはまだ気になるものの、日中は忘れていることさえあります。

「以前は、いくら検査の数値がよくても、気持ちよく暮らせる日が1日もありませんでした。（チエニーを飲んでから）人生が変わりましたよ。今は朝起きると、今日は何しようかしら、買い物でも行こうかしら、とうれしくて。シビレがないだけで、こうも気持ちが違うものでしょうか。」

すっかり元気になって明るくなった松本さんです。

糖尿病の神経障害には、こうした不快症状がつきまといます。足のシビレは特徴的ですが、ほかに例えば立ちくらみやめまい、異常な発汗、動悸と息切れ、冷感、胃もたれ、便秘、下痢、顔面神経麻痺など枚挙に暇がありません。

医療機関によっては、こうした不快な症状にもきちんと対応してくれるところもありますが、「その程度なら」と無関心な医師も少なくないようです。

糖尿病は完全治癒が難しい病気です。完治のための確実な治療法はまだなく、血糖値をコントロールして、重い合併症を防ぐのがベストとされています。

重い合併症でなくても、不快な症状が続いてQOL（Quality of life）＝生活の質が落ちているなら、それは治療、あるいは改善の必要があります。

WHO（世界保健機構）は、人間の健康や幸福には、肉体面だけでなく精神的な満足が不可欠であるとしています。しかし多くの人は、それなりの治療をして数値的に安定していると、それ以上は我慢してしまいます。

我慢することはないのです。不快な症状は取り除きましょう。それを取り除く方法があるかもしれません。

前述の松本さんはチエニーで不快な症状を改善しました。血糖コントロールという基本をしっかり押さえつつ、つらいことはつらいと医師に訴える、ほかにできることがあれば挑戦してみるなど、自分なりの対策をたててみてはいかがでしょう。

認知症になる確率が2倍〜4倍!

最近の研究ですが、「糖尿病の人は認知症になりやすい」という説が出てきました。日本や欧米の研究によると、糖尿病患者が認知症になる確率は、そうでない人の約2倍〜4倍。特に糖尿病になってからの期間が長い人ほどなりやすいそうです。認知症は大きく分けてアルツハイマー型と脳血管型に分けられますが、どちらも変わらずなりやすいようです。

一見関係のなさそうな2つの病気ですが、なぜなのでしょうか。

認知症とは、脳に「アミロイドβタンパク」という物質が少しずつたまってゆき、脳細胞を破壊することで起こります。「アミロイドβタンパク」は若い人でも少しずつたまるもので、通常は免疫系の細胞や分解酵素が働いて除去されています。

しかし年をとって免疫系の働きが悪くなり分解酵素も不足してくると、除去作業が追いつかなくなり、脳細胞の破壊がどんどん進んでしまいます。これが認知症の発症メカニズムです。

ちょうど顔など皮膚にできるシミや老人斑と同じで、若い頃は新陳代謝が活発で、日焼けで黒くなった皮膚も治って白い肌になるのですが、年をとるとそれがシミや老人斑になって定着してしまいます。お肌の場合は外見だけの問題ですが、それが脳だと脳細胞を破壊して記憶や思考力がどんどん低下してしまいます。

認知症は「アミロイドβタンパク」が脳にたまって起こりますが、年をとったからたまるというより、分解が追いつかなくなってたまっていくのです。

高血糖とインスリン分解酵素低下で認知症が進む

なぜ糖尿病だと認知症になりやすいのかをもう少し説明します。

まず高血糖による脳血管障害（脳梗塞など）が起きやすいことが上げられます。血管の炎症や高血糖は、脳の新陳代謝を悪化させます。これにより脳には「アミロイドβタンパク」がたまりやすくなります。

次にインスリンの影響があります。血糖値を下げるインスリンは、脳でも同じ働きをしていますが、いつまでも血液中にあり続けると今度は低血糖になってしまいます。そこでインスリンを分解するインスリン分解酵素が働いて、血糖値が一定に保たれています。このインスリン分解酵素は多彩で、脳内では「アミロイドβタンパク」も分解してくれるのです。

糖尿病は、慢性的に糖が血液中にダブついているため、インスリン分解酵素はインスリンを分解するのが忙しく、「アミロイドβタンパク」の分解まで手が回りません。そのため脳の「アミロイドβタンパク」はたまる一方で、脳細胞の破壊もどんどん進んでしまい認知症を発症、進行させてしまうのです。

繰り返すと「アミロイドβタンパク」は、若い人でもたまりますが、高齢化によってさらにたまりやすくなります。そこに糖尿病が加わると、「アミロイドβタンパク」を分解する酵素が働きにくくなり、認知症になりやすいというわけです。

このことは糖尿病予備群と言われる血糖値が境界線にある人、あるいは単に肥満といわれる人にも当てはまります。

糖尿病のコントロールは認知症予防につながる

糖尿病は食事や運動、薬など自己管理が大切な病気です。しかし認知症になると、記憶力や思考力が衰えるため、いつ食事をしたのか、薬は飲んだのか飲んでいないのか、自分の血糖値はどうなっているのか、などがわからなくなってきます。次第に身の回りのことがひとりではできなくなるので、自己管理どころではありません。また暑いのか寒いのか、満腹か空腹かといった身体感覚も衰えてくるため、低血糖を起こしていても気づかないなど危険な状態になります。

日本の高齢化は急激に進んでおり、65歳以上で認知症患者は約420万人（2013年）に達します。認知症の疑いの強い人が400万人いるとされ、併せて820万人。実に高齢者（65歳以上）の4人に1人が認知症とその予備群ということになります。誰にとっても認知症は特別な病気ではないのです。

前述のとおり、糖尿病の患者さんはそうでない人より認知症になりやすいことがわかっています。

しかし糖尿病であっても、食事療法、運動療法をきちんと実行し、血糖コントロールができれば、それがそのまま認知症の予防につながります。規則正しい生活、バランスのよい適量の食事、定期的な運動と体重管理などは、体だけでなく脳を活性化するからです。なんとなく健康で何もしていない人より、はるかに認知症予防になると言えるでしょう。

がんや肝炎など多種多様な病気を引き起こす

糖尿病の合併症には多種多様なものがあります。例えば糖尿病は糖代謝がうまくいかない血液や血管の病気なので、血流障害が起こり高血圧になりやすくなります。糖尿病患者の3割〜4割は高血圧であるという統計もあります。

高血圧の状態が続くと動脈硬化を引き起こし、脳梗塞や心筋梗塞の危険が高まります。単純な高血圧より、糖尿病からくる高血圧は、血液と血管の状態が悪いのでさらに危険なのです。

糖尿病は高血圧だけでなく低血圧になることもあります。これは自律神経がうまく働いていないことが原因で、合併症の神経障害の一種です。血圧が低いのは高血圧よりはリスクは低いですが、急な立ちくらみやめまい、意識障害を招くことがあるので安心できません。

また合併症とは言えないものの、糖尿病と深い相関関係があるのが肝臓です。

肝臓は、余分なエネルギーである糖を脂肪として蓄える仕事をしています。余分な糖とは血液中でダブついている糖なので、通常はインスリンが分泌され、肝臓に蓄えられることで血糖値が下がります。この繰り返しが過剰だと肝臓は脂肪肝になり、逆に脂肪を糖に換えて放出しやすくなります。するとまたインスリンが放出され、次第にすい臓が疲弊し糖尿病を悪化させてしまうのです。

この脂肪肝が進行して肝硬変になり、最終的には肝臓がんになることもわかっています。あくまで放置し進行すればの話ですが、肝臓と糖尿病の最悪の関係が肝臓がんであることは確かです。

しかし糖尿病が原因の1つといえるがんで最も多いのは、やはりすい臓がんです。すい臓がんは未だ原因がはっきりとは解明されず、発見も治療も難しいことが知られていますが、糖尿病は間違いなく原因の1つとされています。

すい臓はインスリンを分泌する唯一の臓器であり、その不具合が糖尿病を招きます。また糖尿病を招く生活習慣はやはりすい臓を酷使し疲弊を招くため、すい臓がんの原因になると考えられます。

最近の研究では、すい臓と肝臓のがんだけでなく、腎臓などほかの臓器のがんにも糖尿病が関わっており、糖尿病になるとがんにかかりやすいことは間違いないようです。

ここまで糖尿病の合併症、あるいは糖尿病が原因となってかかりやすい病気についてご紹介しましたが、その逆、つまり他の病気がきっかけとなって糖尿病を併発するケースもあることを付け加えておきましょう。

例えば妊娠がきっかけで発症する妊娠糖尿病、あるいは関節リウマチなどの治療がきっかけで起こるステロイド性糖尿病などもあります。こうした糖尿病は、原因そのものが取り除かれると回復することが多いようです。

このように糖尿病とその周辺には多彩な合併症と相関する病気があり、その治療には多方面からのアプローチが重要だと言えるでしょう。

第2章

糖尿病の主治医は自分自身

医学は日々進歩しており、糖尿病の治療法も変わりつつあります。新薬の登場、簡便なインスリン注射、移植医療の進歩といった先端医療、漢方や代替医療の導入、あるいは患者さんの治療教育など、多方面での進歩や変化が見られます。

糖尿病にかかる人は増えているものの、患者さんの糖尿病に対する一般的な知識や意識は昔に比べればはるかに高くなり、自己管理のできる患者さんが増えているようです。

糖尿病という病気は、未だに完治の難しい慢性病ではありますが、患者さんの意識次第できちんとコントロールでき、健康な人と変わらない生活も可能です。

ただ医学の進歩によって、新しい薬、新しい情報があふれ、患者さんのみならず医療に携わる人までがうまく対処できないといった問題点もあるようです。

こうした現状に苦労している患者さんの中には、漢方や生薬、あるいはサプリメントを取り入れて、よい効果を得ている方もいらっしゃいます。本書で紹介しているチエニーもそうしたサプリメントの一種です。

ここではまず日本における糖尿病の現状と医学情報を紹介し、その問題点とチエニーがどのような役割を果たせるかを述べてみましょう。

薬物療法は第3の治療法

糖尿病の治療の基本は食事療法、次が運動療法です。最も重要とされるのが食事療法で、食事で摂取するカロリーを一定に保つことで血糖値を下げ、安定させることが目的です。

ついで運動療法は、糖尿病の原因である肥満を解消し、インスリンの働きをよくするために重要です。運動は過剰な糖をエネルギー消費によって使うことができますし、細胞に存在するインスリン受容体を増やすことができます。インスリン受容体が増えれば糖をうまく取り込むことができ、やはり血糖値を下げることができます。

食事療法と運動療法だけで血糖値を下げることができればいいのですが、なかなか難しいとなれば薬物療法を行って、人工的に血糖値を下げることになります。糖尿病の薬物療法には、大きく分けて経口血糖降下剤とインスリン注射の2種類があります。

1型糖尿病の人は、すい臓からインスリンの分泌ができないので、インスリン注射が不可欠です。2型糖尿病の人は、病状に応じて次の薬剤を1種類、あるいは複数組み合わせて処方されます。それでもコントロールがうまくいかないと2型糖尿病であってもインスリン注射を行うことになります。

経口血糖降下剤のいろいろ

糖尿病の経口血糖降下剤は、大きく分けて3種類あります。

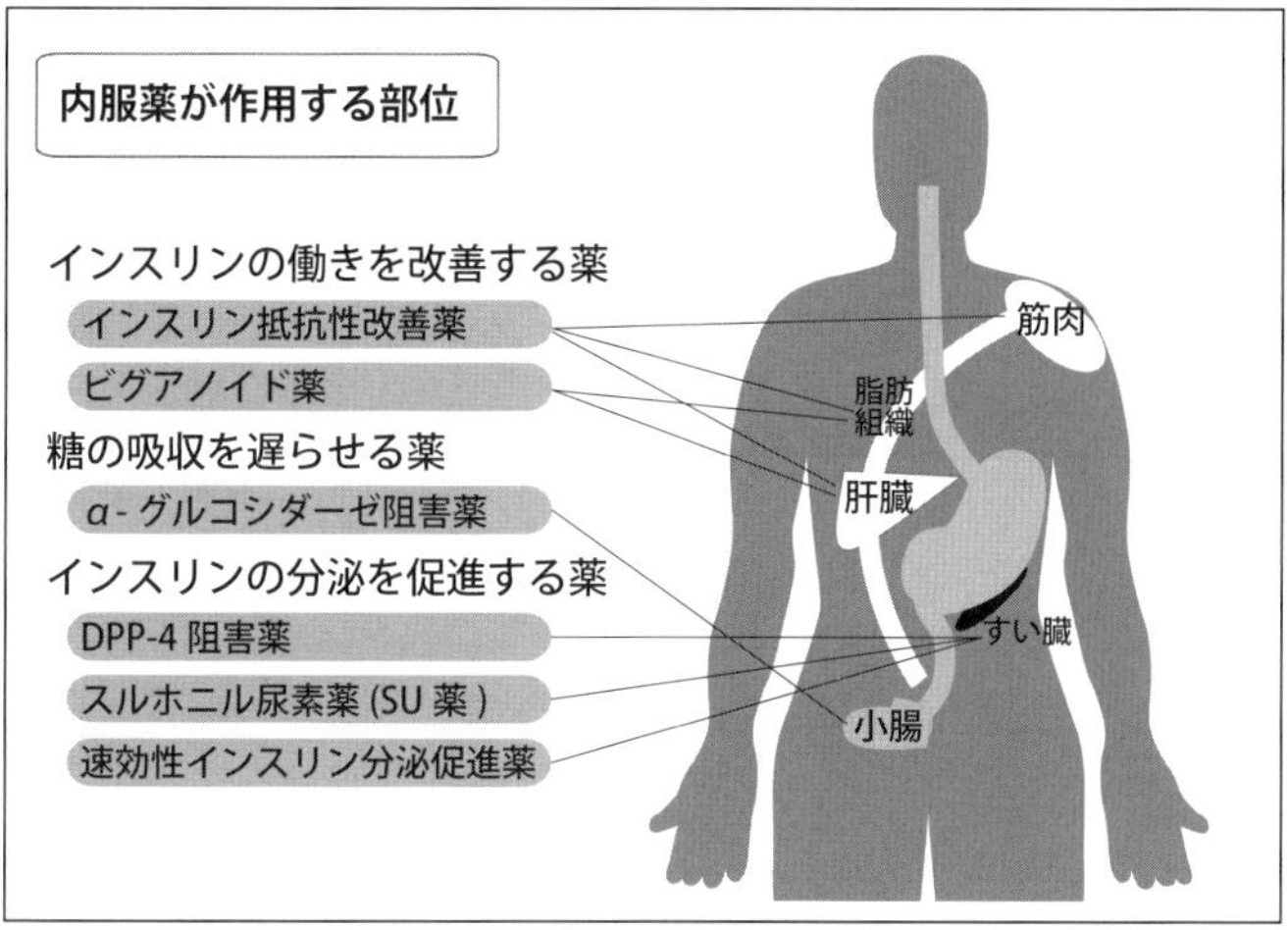

①インスリン分泌促進薬…すい臓からのインスリンの分泌を増加させる薬

スルホニル尿素（ＳＵ）薬、ＤＰＰ－4阻害薬、グリニド系薬など

②インスリン抵抗性改善薬…細胞でのインスリンの働きをよくする薬。

ビグアノイド薬、チアゾリジン薬など。

③食後高血糖改善薬…糖の吸収を阻害する薬

α－グルコシターゼ阻害薬、ＳＧＬＴ2阻害薬など

糖尿病の薬は、「インスリンを出させるもの」「インスリンが効きやすくする

もの」「糖の吸収を妨げるもの」と目的がそれぞれ違います。体内で働く場所も、「インスリンを分泌するすい臓」、「筋肉や脂肪など全身の細胞」、「糖を吸収する小腸」と異なります。血糖値を下げるために、色々な臓器に異なるアプローチをするわけです。

血糖降下作用は最強、スルホニル尿素薬

これらの中で、最も多くの患者さんが処方されているのがスルホニル尿素薬（SU薬）です。飲み薬の血糖降下剤としては代表的な薬なので、ここで少し紹介してみましょう。

スルホニル尿素薬（以下SU薬）は、すい臓のランゲルハンス島にあるβ細胞を刺激してインスリンの分泌を促す薬です。まだすい臓にインスリンを分泌する機能が維持されている患者さんに処方されます。

40年以上前から使われており、経口血糖降下剤のさきがけ的な薬でもあり、今日でもその血糖降下作用は最強と言われます。古い薬なのでジェネリック医薬品も多く、薬価が安いのは患者さんにとってメリットだと言えるでしょう。

多くの薬がそうであるように、ＳＵ剤もほぼ偶然に誕生した薬だと言われています。今から70年以上前のフランスで、腸チフスの患者に抗生物質のサルファー剤を過剰に投与すると低血糖昏睡を起こすことに気がついた医師がいました。この発見がもとになり、抗生物質だったサルファー剤は、すい臓を刺激してインスリン分泌を促す最初のＳＵ剤として開発されたのです。（ＳＵ剤は抗菌性はない）

最初のＳＵ剤は１９５５年のカルプタミド、翌年の１９５６年にはトルブタミドが登場します。その後数多くのＳＵ剤が誕生し、現在日本で流通しているのは10種類あまりです。

SU剤の問題点～低血糖と二次失効（効き目が落ちる）

SU剤にはいくつか問題点があります。第一に低血糖を起こしやすいことです。この薬はもともと血糖降下作用の強い薬なので、処方は最少量からスタートします。しかし患者さんの腎臓や肝臓が弱っていたり、他の薬との併用、アルコール摂取などがあると、少量であっても低血糖を起こす可能性があるのです。

第2に、SU剤を長く使い続けていると効き目がだんだん落ちてくることです。これを二次失効と言います。（最初から効きが悪い場合が一次失効）ほかの薬剤でも同様の失効が起きることがあります。

効き目が落ちる理由はいくつかあり、例えば患者さんの食事療法や運動療法がおろそかになるなど、基本的なコントロールができなくなっている場合。あるいはβ細胞が疲弊し、刺激してもインスリン分泌ができなくなっている場合もあります。

このような場合は、すみやかにほかの薬剤を併用するなどして、血糖値の上昇を抑えなければなりません。

ほかにもSU剤には太りやすい、心筋梗塞など心臓機能に影響があることがわかっています。

「糖尿」を出すことで「糖尿」を治す? 新薬SGLT2阻害薬

2014年から使われるようになったSGLT2阻害薬とは、ズバリ糖尿を出して血糖値を下げる薬です。冗談のような話ですが、ポイントはまさに「糖尿」です。糖尿病の患者さんにとって尿に糖が出るのは普通は避けたい事態ですが、これを人為的に行うことで血糖値を下げます。

まず尿糖とは、血液中の糖が増えすぎた時に、腎臓で血液をろ過し、尿と一緒に排出されるものです。健康な人の場合、血液中にそれほど過剰な糖はないので、尿に糖は出ません。

腎臓は血液をろ過し、不要な水分と老廃物を尿として排泄する働きをしています。しかし一度に不用なものが振り分けられるのではありません。まず血液は、糸球体を通過すると「原尿」という状態になりますが、そこには血液とほぼ同じ量の糖が含まれています。糸球体では糖はろ過されないわけです。「原尿」は次に尿細管を通り膀胱に送られますが、尿細管で糖は再び回収されて血液に戻ります。糖は重要な栄養成分なので、しっかり回収して再利用されるのです。この「原尿」から糖を回収する通路がＳＧＬＴ２です。

もし糖を回収するＳＧＬＴ２が閉鎖されていたらどうなるでしょう。原尿の糖は回収されず、そのまま膀胱へ送られ尿と一緒に排出されます。ＳＧＬＴ２という通路をふさぎ、過剰な糖を排泄させようというのがＳＧＬＴ２阻害薬の狙いです。

りんごの木の樹皮から取り出したSGLT2阻害薬

では一体どんな物質が尿細管のSGLT2をふさぐことができるのでしょう。その物質とは、何とりんごの木の根や樹皮から取り出されたフロリジンという物質です。

フロリジンは、19世紀にフランスの化学者が発見した物質です。当初は解熱剤、抗炎症薬、マラリアの薬として使われていました。

というのもフロリジンの味はとても苦く、マラリアの特効薬であるキニーネや鎮痛解熱剤のアスピリンに似ていたからだと言います。キニーネは、アンデス山脈の高地に自生するキナの木から抽出される成分から、アスピリンは柳の樹皮から抽出される成分から作られます。りんごの木から取れるフロリジンも、同様の効果が得られるだろうと考えられたのです。

一方このフロリジンを犬に与えると、尿に糖が出て、いわゆる「糖尿病」の状態になることがわかりました。継続して与えると、痩せたり、大量に水を飲むなど糖尿病のような状態になるため、その後は糖尿病の動物実験に使う薬として使われるようになりました。

その後の研究で、フロリジンで尿糖が出るのは糖尿病だからではなく、腎臓での糖の取り込みができなくなっているためであることがわかりました。そして逆に糖尿病の治療に使えるのではないか、ということになったわけです。

期待と不安の交錯する新薬

糖尿病の治療薬であるSGLT2阻害薬は、腎臓での糖の再取り込みの通路であるSGLT2をふさぐことで糖を尿へ出し、結果として血糖値を下げる薬です。「糖尿」を出すことで「糖尿」を改善するという、きわめてユニークな糖尿病薬が登場したわけです。これまでにない方法論であることから、非常に注目されています。

臨床試験では、SGLT2阻害薬は、その特長として適度な血糖降下作用があり、血糖値を下げすぎない、特にヘモグロビンA1cの改善効果があることがわかりました。他にもやや体重が減る、血圧が下がるなど、ありがたい効果があったようです。問題点としては、尿路感染症、性器感染症にかかりやすいこと。腎臓の悪い人には使えないことなどが挙げられています。

しかし新薬というものは、実際に使ってみないことにはわかりません。果たして実際に医療現場で使われるようになったら、どんな展開になるのでしょう。不安もありますが、期待もふくらんでいます。

簡便になったインスリン注射

インスリン注射は、すい臓からほとんどインスリンが分泌されない1型糖尿病の患者さんには不可欠ですし、血糖コントロールがうまくいかなくなった2型糖尿病の患者さんにも適用されます。

ほかにもふだんは内服の糖尿病薬だけの人も、肺炎や腎盂炎など重い感染症にかかった時、事故で大きな怪我をした時、あるいは糖尿病性昏睡やケトアシドーシスに陥った時など緊急の際も、インスリン注射に切り替える場合があります。こうした場合は、原因となった病気やケガが治れば、元の薬に戻すことができます。

かつてインスリン注射というと、病院で使うものと同じようなシリンジ型の注射器を使って行うものでした。痛みもあるので、毎日の自己注射は患者さんには負担になるものでした。治療薬を使っているだけなのに、何となく後ろめたく、人目を避けてコソコソと注射をしなければならない、という患者さんもいたようです。

しかし最近はカートリッジ式のペン型の注射器が主流になり、負担がぐっと軽減されました。見た目もスマートで扱いも簡単、痛みも少なく、量もわかりやすく、持ち運びに便利など、昔とは全く違います。

インスリン製剤の種類も、注射後30分で効果が現れる即効型（効果は6～8時間）から、効果が24時間以上続く持続型まで色々あり、これらをライフスタイルに合わせて使用します。

ただし、インスリン注射につきものの低血糖の危険はなくなってはいません。

インスリンは、患者さんの病状や体形、体質、ライフスタイルに合わせて処方されています。たまたま運動量が多くなったり、食事と食事の間隔が空いたりしただけで低血糖を起こすことが珍しくありません。逆に定時にインスリンを打たないでいると、急激な血糖値の上昇により、糖尿病性昏睡を起こして死に至ることもあるので十分注意が必要です。

自分が飲んでいる薬が何かわからない

ここまでご紹介してきたように、糖尿病の薬は、インスリンも含めて新しい薬が続々と登場しています。最近はＳＧＬＴ２阻害薬のようなユニークな薬も登場し、血糖コントロールがしやすくなり、糖尿病であっても元気に暮らしている人が多いのではないかという印象があります。

その一方で、糖尿病の患者さんの中には、自分が処方された薬がどんな薬で何に作用して効いているのかよくわからない、という人が少なくないのです。

ある団体が糖尿病の患者さん数百名にアンケートをとったところ、回答した人の約４割が「自分の処方された薬が何なのかわからない」と答えています。さらに「処方された薬の量や飲む時間を間違えたことがあるか？」という質問に、半数が間違えたことがあると答えています。

それによって副作用を体験したという人は１割と少ないのですが、こうした状況は危険です。

このアンケートは医療従事者に対しても行われていますが、患者さんが薬を飲み間違えることがあると答えた医療従事者は全体の7割、副作用を起こした患者さんがいると答えた人が3割でした。

患者さんと医療従事者の回答は一致していませんが、おそらく患者さんの半数以上が薬を飲み間違えたことがあり、副作用を体験した人もそれなりにいると考えるのが妥当でしょう。

薬の種類や情報が多すぎる

糖尿病の薬には、飲み方を誤ると低血糖を起こす可能性があるものが少なくありません。低血糖は、きちんと対処しないと命にかかわる緊急事態です。

そうした事態は、何か甘いものを口に入れて乗り切っているのかもしれませんが、食事を抜いたり、薬を飲み忘れたりしても自己流で対処し、ギリギリで危険を回避している人が少なくないようです。

なぜこうしたことになるのでしょう。

考えられるのは、処方されている薬が多すぎるということです。

前述のアンケートによると、糖尿病の患者さんが処方されている薬は3種類程度が最も多いものの、10種類以上という人も1割いるようです。糖尿病で3種類としても、合併症があればまた別の薬、他の病気があればまた別の薬という具合に、処方薬は増えていきます。

また糖尿病の患者さんは、薬だけでなく食事療法もしっかりやらなければならないので、増えていく一方の処方薬について、いちいちこの薬がどの部位にどんな作用をし、またどんな副作用に注意すべきか……など、確認することもままならないということも多いようです。

だから薬について「よく知らない」「わからない」という事態になるのでしょう。

種類が多すぎ、医師も迷う薬の選択

次々と登場する薬は、糖尿病治療の進歩と明るい将来を示しているように見えます。しかし現実に目を移すと、そうした薬をどのように取り入れていくべきか、迷い戸惑っている医療現場の様子が浮かび上がってきます。

ある医療情報ウェブサイトで、医師を対象としたアンケートをとりました。比較的新しい糖尿病治療薬（仮にAとする）についてです。発売されて3年ほどたちますが非常に評価が高く、現在糖尿病の患者さんの2人に1人が使っているという薬です。アンケートは現場の医師に、その薬を実際に患者に処方したかどうか、その結果どうだったか。その薬を導入することで、以前から処方されていた非常にポピュラーな薬Bはどうしたか、といった内容でした。

結果、7割の医師が「実際に処方して結果は良好だが、以前の薬もひき続き使っている」と答えていました。A剤とB剤の併用が7割という結果です。また一方で、現状の処方薬でうまくいっている患者さんには新薬Aを使わないという回答も多くなっていました。

B剤は非常に多くの患者さんが使っていますが、血糖降下作用が強力で、低血糖を起こしやすいという特徴があります。一方A剤は低血糖のリスクが少なく、専門家の多くがこれが奏功すればB剤は中止すべきだという意見があります。

アンケートの回答には「B薬は全面的に中止した」という医師もいて、何がベストかはわかりません。

しかしこのアンケートで印象的だったのは、「選択肢が増え、かえって処方が難しくなった」といった回答です。A薬の効果がわかってもB薬はやめない、という判断でもわかるように、多くの医師が迷い、処方薬を変更することを躊躇しているのがわかります。

つまり効果の高い優れた薬が登場しても、医療現場、あるいは患者さんは、常に迷いながら薬を選び、そのチョイスがベストであるか否かは半信半疑だということです。優れた薬のプラス面が、複雑化しわかりにくい治療というマイナス面に相殺されてしまうのです。これは糖尿病という難しい病気の持つ宿命なのかもしれません。

治療の全てが自己管理

糖尿病の治療の基本は食事療法、そして運動療法、それから薬物療法とされています。薬に関しては医療機関を頼らなければなりませんが、それ以外の部分では食事も運動もライフスタイル全般も、全て自分自身で管理し実行しなければなりません。特に食事は1日3回、いつ何をどう食べるか、買い物から食材から調理法、調味料、食べる時間まで、ほぼ自分で管理しなければなりません。

薬も、きちんと決まった時間に決まった量を飲まなければなりません。インスリンも同様です。薬と食事の関係がうまくいかないと低血糖を起こすことがあるので、気を抜けません。治療の全てが自己管理によるものだと言えます。

朝から晩まで、1日24時間、1年365日、糖尿病治療と無縁の日は1日もありません。少し気を抜いて1食、2食食べ過ぎただけで、ヘモグロビンA1cが基準値を超えることもあります。そんな時に病院で、説教じみた顔の医者にでも「ちょっと食べ過ぎましたね」などと言われると、「お前に言われたくない」と捨て鉢な気持ちにもなるというものです。

しかし食事や治療をおろそかにすれば、失明、足の切断、人工透析、認知症など悲惨な合併症が待ち構えています。多くの患者さんは、こうした葛藤を抱えながら毎日を送っているのではないでしょうか。

漢方薬や代替療法で糖尿病治療をサポート

今、現代の医療に新しい潮流が生まれています。それは東洋医学などを中心とした代替医療を現代の医療に取り込んだ統合医療というものです。

日本では既に漢方薬が保険適用になっていて、通常の医薬品と同様に漢方薬を処方してくれる医療機関が増えてきました。

またマッサージや鍼灸も保険医療で受けることができるため、医療機関と併せて上手に利用している方はたくさんいます。

漢方薬は、通常の医薬品（いわゆる西洋医学の医薬品）が苦手とするような、原因のわからない不快症状や、矛盾した症状（寒気とほてりなど）に威力を発揮します。また西洋医学の切れ味のよい薬（例えば抗がん剤）にありがちな強い副作用を和らげたり、心と体に同時に作用する薬効があるのも特徴です。

糖尿病は全身病であり慢性病なので、漢方などの東洋医学的な考え方を取り入れ、全身のバランスを整える治療を行うほうが適していると言えるでしょう。

ただし漢方薬でも、「全ての糖尿病患者を完治させる」などという薬はありません。それぞれの症状にあった総合的な治療法を活用することで、様々な症状が改善できるのです。

漢方薬イチイヨウを超越する天然素材

本書で検証していくチエニーは、植物としてはイチイという樹木の仲間です。イチイの葉を乾燥させたものが漢方薬の一位葉《いちいよう》で、糖尿病や腎臓病に効くとされています。

チエニーは、同じイチイの仲間でも大変特殊な植物で、その薬理効果は一般的な漢方薬のイチイヨウとは比較になりません。原産国である中国では、その希少性から長い間、門外不出の保護植物でした。詳しくは3章で述べますが、近年ようやく日本とアメリカのみを対象に一部輸出が可能になりました。

日本では富山医科薬科大学（現・富山大学）ほか多くの大学や研究機関で研究され、すぐれた薬理効果がわかってきました。日本でも少し前から、チエニーを利用する糖尿病の患者さんが増えています。多くの人が、糖尿病のつらさや治療の難しさから解放され、元気を取り戻しているようです。チエニーを上手に併用することは、糖尿病治療の大きな助けになっているのです。

双方向調整作用が血糖値を安定させる

チエニーの糖尿病に対する効果として優れたところは、双方向調整作用です。これは漢方の考え方によるものですが、双方向調整作用とは「体調をちょうどよい状態に導く」ことを意味します。

漢方の基本に「陰」と「陽」という考え方があります。物事には必ず「陰」と「陽」があり、そのバランスで物事は成り立っているというものです。物事とは人間の健康から宇宙まですべてのものを指します。

この「陰陽」のバランスが崩れると健康のバランスが崩れ、このことは全ての健康と病気に当てはめることができます。

例えば血圧は、高すぎれば高血圧、低すぎれば低血圧となります。高血圧は脳卒中や心臓病など重篤な病気の原因になり、腎臓病を悪化させます。命に関わる病気の源です。しかし低血圧もよくありません。血圧が低いとめまいや頭痛、肩こり、疲れやすい、手足の冷え、集中力がないといった不定愁訴が起きやすくなります。高すぎない、低すぎないちょうどよい血圧が健康のもとです。

血糖値も同じです。血糖値が高すぎれば糖尿病です。血糖値が高く糖尿病になってしまった場合は全ての合併症につながり、これを完全に治すことは不可能です。しかし血糖値が低すぎても（低血糖）危険です。ちょうどいい血糖値が健康な状態だと言えます。高すぎれば下げ、低すぎれば上げる。ちょうどよい状態を双方向から調整するのがチエニーの双方向調整作用です。

当たり前のことですが、これは西洋医学の薬にはできないことです。薬は、ふつう血圧にしろ血糖値にしろ、上げるか下げるかどちらか一方通行の働きしかありません。ところがチエニーは、双方向から働きかけてちょうどよい状態に導くことができるのです。

「気・血・水」の全てにおいて双方向調整作用を持つ

「陰陽」と同じく、漢方の独特の考え方に「気・血・水」という概念があります。「気・血・水」の「気」とは生命力、エネルギーなどの意味です。「血」とは血液と栄養成分、そしてこれらの全身循環を指します。そして「水（津液《しんえき》とも言う）」とは、血液以外の水分、例えばリンパ液、消化液、唾液、汗などを指します。

この「気・血・水」の過不足が病気や体調不良を招くのですが、チエニーは、どの過不足に対しても双方向調整作用を発揮し、バランスをとってちょうどよい状態に導きます。例えばチエニーは、高血圧に対しては血圧を下げ、低血圧は血圧を上げるという働きをすることがわかっています。これは「血」に対する調整作用と考えることができます。

実例を示します。数年前、中国の長春中医薬大学で、高血圧の患者さんと低血圧の患者さん両方にチエニーを摂取してもらう臨床試験が行われました。これによって、高血圧、低血圧両方の被験者の血圧が正常になるという結果になりました。ご夫婦で参加し、高血圧のご主人の血圧が下がり、低血圧の奥さんの血圧が上がるという結果も見られたとのことです。

チエニーは他にも、免疫に関しても双方向調整作用があることがわかっています。例えばがんで、臨床試験において、がん細胞の増殖を抑え免疫力を高める（上げる）という働きをすることがわかりました。また、アレルギーのような免疫の過剰反応のような病気にも免疫を正常化（下げる）することがわかっています。

こうした特殊な性質を持つチエニーは、今後研究が進むとさらにすぐれた薬理効果が明らかになってくるでしょう。

配合禁忌、投与禁忌がないチエニーの相和作用

糖尿病の患者さんは、ほとんどが数種類の薬を飲んでいることでしょう。ご存知

のように、医療機関で複数の薬を処方されるときには、必ず相互作用が配慮されているものです。クスリ同士がケンカをして、本来の効き目を損なったり効きすぎたりといった有害な事態が起きてはいけないからです。

薬に限らずサプリメントや食品でも、相互作用は気をつけなければならない問題です。有名なところではアスピリンとある種の血糖降下剤、抗うつ剤と降圧剤、納豆とワーファリンなどが、一緒に摂取してはならない薬や食品です。

幸いチエニーには、そういった禁忌がありません。どのような医薬品と一緒に摂取しても、どのような食品やサプリメントと一緒でも全く問題ありません。ほかのどのような生薬と組み合わせても大丈夫です。

このような性質を相和作用と言い、生薬としては非常に貴重です。チエニーは、その人がどのような薬を服用していても、安心して一緒に飲むことができるわけです。チエニーが薬の効果を損なうことはありませんし、併用することで有害なものは何もありません。

いつ飲んでもかまわない

西洋医学の処方薬や市販薬は、食後に飲むものが多いようです。なるべく胃がカラっぽではない時に、食べ物と一緒に吸収された方がいいと考えられているからです。消化器に対して刺激が強い医薬品は特に、食後の服用がすすめられます。

一方漢方薬は、食前、あるいは空腹時に服用するものが多くなっています。これは漢方薬の生薬成分が、胃の中で食べ物とケンカしないように、なるべく胃の中に何もない時に飲んだ方が効果的だからです。

一方チエニーは相和作用があるため、飲む時間を選びません。他の薬と一緒でも、他の食品と一緒でも、また食前、食後、食間、食事中、いつ摂取しても問題ありません。あえて理想的な時間はいつかといえば、食事と一緒の時間です。食品と一緒に服用した方が吸収率がよいからです。

糖尿病は使用する薬剤も様々で、副作用もあり、管理が難しいものです。できればあまりたくさんの種類の薬を使いたくない、というのが患者さんの心情でしょう。

しかし医師は、「薬を減らす」方向で調整してくれるとは限りません。

チエニーは、そうした患者さんの願いに答えうる効果と使いやすさがあります。

今日チエニーを利用する人が増えているのは、糖尿病治療の難しさの反映なのかもしれません。

第3章

糖尿病に特効
中国4千年の秘薬を
科学的に立証

中国南部雲南省に、神秘的な植物が自生しています。その名称はチエニー。海抜4000メートルという高山に生える高さ20メートルを超える巨木です。

この植物は、今糖尿病を始めとして、がん、リウマチ、アレルギー、肝炎など様々な病気に効果があるとして、世界中の研究者たちの注目を集めています。

漢方薬は日本ではすっかり当たり前のものとして普及し、世界的にも東洋医学が注目を浴びる今日、その本家中国においても、これほどの薬効を持つ植物はあまりないと言われます。

そのチエニーが、これまで漢方薬として一般に普及してこなかったのには深いわけがあります。そして今、中国だけでなく国際的な評価を高めているのにもまた理由があります。本章では、神秘の植物チエニーがどんなものなのか、なぜそれほど注目されているかについて紐解いていきましょう。

神秘の植物・チエニー

まずチエニーという植物は、和名は白豆杉《はくとうすぎ》です。杉という名称がついていても杉ではありません。スギ科ではなくイチイ科の植物です。本国である中国では、イチイ科のこの植物は、赤柏松《せきはくしょう》、紫杉《しさん》、紫金杉《しきんすぎ》などの高貴な別名をもっています。柏（中国では柏は桧＝ひのきのこと）、松、杉は、東洋医学における「気」の強い植物と考えられています。「気」とはエネルギー、生命力といった意味と考えていただいていいでしょう。そういった異名を冠することは、チエニーは様々な力を持った霊験あらたかな樹木と信じられてきたことを意味します。

同じイチイでも、チエニーはほかのイチイとは一線を画す存在です。そのために長く門外不出の薬樹として大切にされてきました。

イチイには、クリスマスツリーの飾りのような可愛らしい赤い実がなります。実の中にある黒い種にはタキシンというアルカロイド系の物質が含まれています。一部のイチイから抽出されたタキシンは、抗がん剤のタキソールをはじめとして医薬品として利用されています。

特に薬効が高いチエニーには遠く及ばないものの、イチイという植物には、葉、樹皮、木本体に共通して、このアルカロイド系の成分、タキシンが含まれています。チエニーの有効成分にもこの強力なアルカロイド系の成分が含まれますが、それだけを抽出して医薬品にしているのではなく、素材丸ごとを加工しています。そのため本書で紹介する糖尿病を始めがんやリウマチ、アレルギーなどに対して様々な薬理効果があり、研究が進められているのです。

海抜4000メートルに自生する驚異の樹木

チエニーは中国の南部、雲南省の高山に自生しています。海抜3300メートルから4100メートル、主に海抜4000メートル付近という高山に多く生えてい

第3章
糖尿病に特効
中国4千年の秘薬を科学的に立証

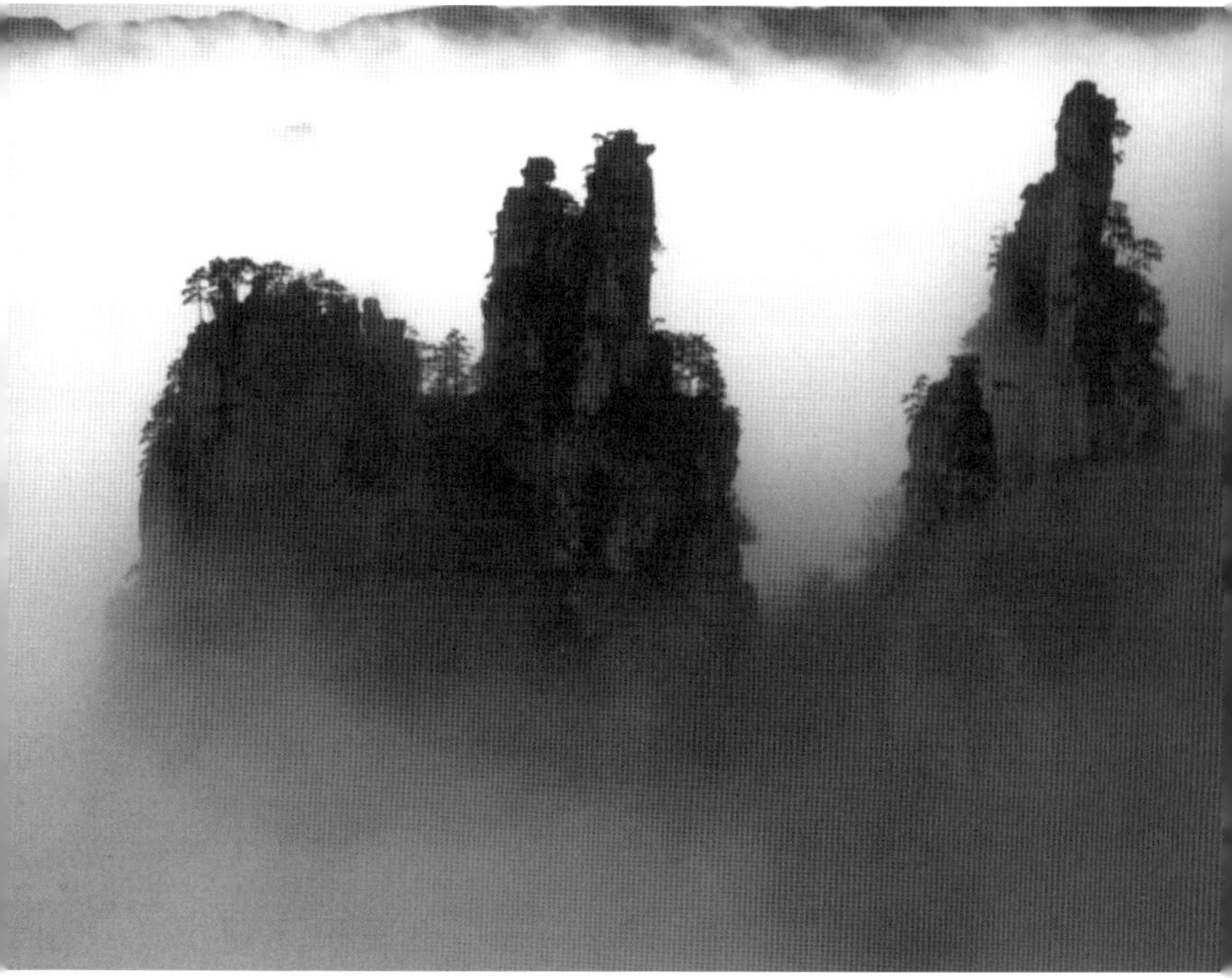

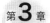

ます。

海抜4000メートルというと日本にはない高さです。最も高い山・富士山が標高3776メートルですので、チエニーはさらに高いところに自生していることになります。

富士山に登ったことのある方ならおわかりでしょうが、頂上近くには高い木は生えていません。標高の高いところでは、高い木はおろか通常背の低い草花しか生えないものです。高山植物と呼ばれるものは、せいぜい人の腰くらいにしか成長できません。

植物が自生するには、気温や土壌、風など様々な要素がかかわっており、森林ができる限界、樹木が生える限界、高木が生える限界、植物そのものが生きられる限界があります。森林限界は海抜2500メートルと言われているので、チエニーはそれをはるかに超えた地域に自生していることになります。

さらにチエニーが自生する海抜4000メートルでは、年間の平均気温が氷点下であり、植物が自生するには厳しいところです。

紫外線の影響もあります。ご存知のように標高の高いところは太陽からふりそそぐ紫外線を大量に浴びます。紫外線は活性酸素を発生させ、細胞にダメージを与えるので、生物はこれを修復するために大量の抗酸化物質を生産しています。

チエニーは、こうした植物の限界を超える過酷な環境に耐えて成長し、生きながらえているのです。その体躯に蓄えた「気」、すなわち生命エネルギーは、今日生きている人間にとって得がたい薬効になっています。

平均21メートル、周囲5〜6メートルの巨木

チエニーは、中国雲南省の奥深い山岳地帯に自生していますが、驚かされるのはその巨体です。中国科学院の調査によると、チエニーの平均的な高さは21メートル、幹周囲は5〜6メートルです。中には幹周囲が10メートルを超えるものもあるとのことです。5〜6メートルといえば、大の大人が3人で手をつないでやっと囲める

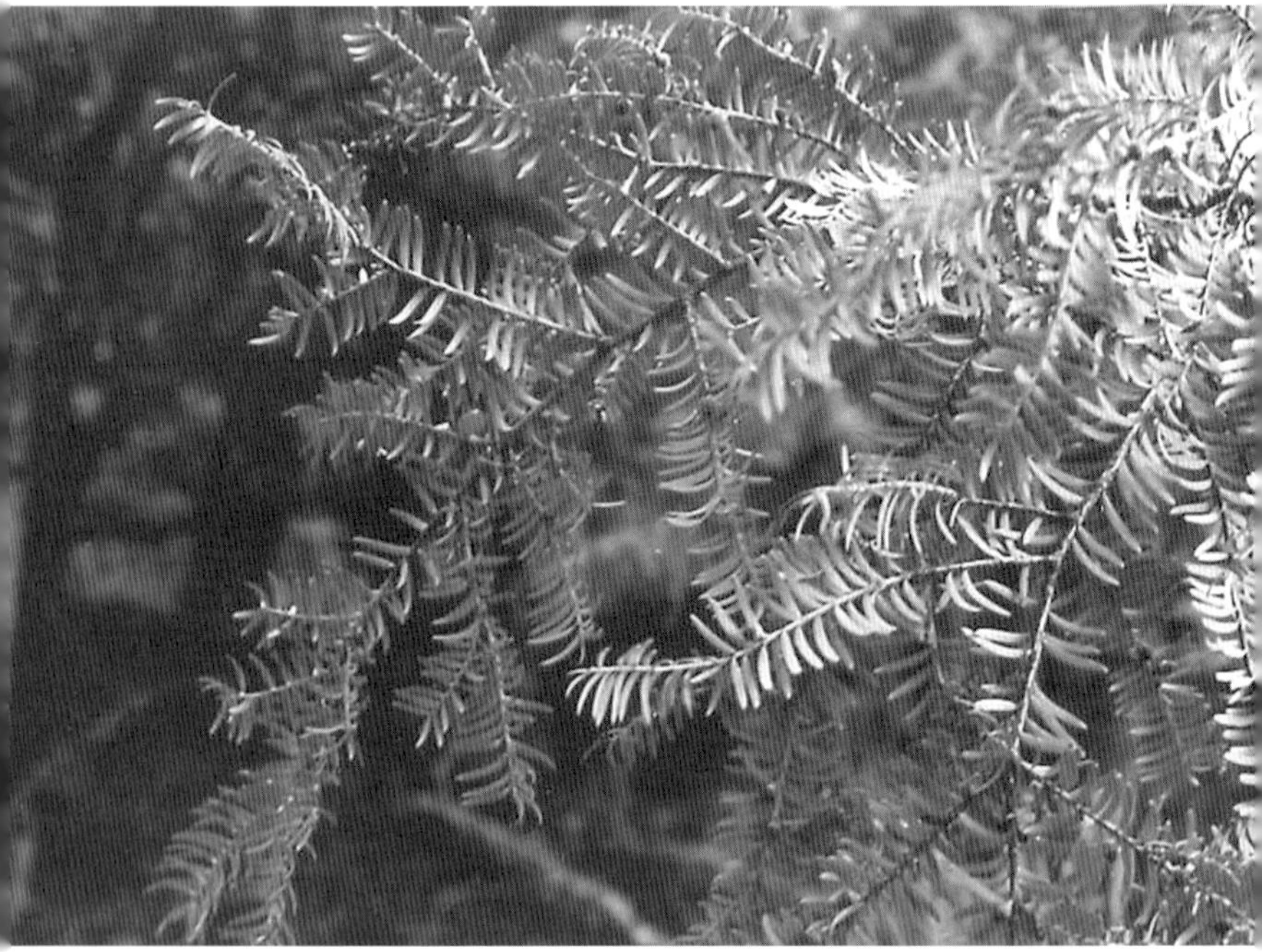

太さです。20メートルの高さは6～7階建てのビルといったところでしょうか。

1本立っているだけで大変な存在感ですが、それが4000メートル級の高山に林立するさまには圧倒されます。

中国の山といえば、桂林などの観光地や墨絵などで知られる独特の風景がありますが、チエニーの林立する山もやはり墨絵に出てくるような、しかし桂林とは違った不思議な迫力があります。天気によっては麓が白い霧に包まれ、その中から黒々とした山とそこに生える巨木が天空に突き刺さるよう屹立しています。これこそ神の領域、この世のものとは思えない神秘的な風景です。

こうしたチエニーの姿を眺めて、そこに暮らす人々が神の木としてあがめ、畏敬の念を抱くのもわかります。そしてチエニーの持つ力もまた、その威容に匹敵するものであることに驚かされます。

樹齢3千年、「太古の生きる化石」地球上最も長寿な樹木

海抜4000メートルの過酷な環境で、チエニーは高さ20メートルを超える巨木に成長します。そこまで成長するには長い長い年月がかかります。調査によるとチエニーの平均樹齢は3千年。中には1万年をこえるものもあるそうです。個々の木は3千年ですが、種としての生命はそれよりはるかに長く、実に2億年と言います。チエニーはイチイ科に属しますがチエニーの亜種はなく、1属1種の希少な植物です。

2億年前の古代の姿そのままで生き永らえてきた植物です。やはり4000メートルという高地は、地上から隔絶された世界なのでしょう。

2億年前といえば歴史的に見ると中生代、地球はまだ恐竜が支配していた時代です。その後恐竜が滅び、多くの動物は死に絶え、全く異なる生物の時代に変わっています。こうした時の流れを、チエニーは、今と変わらない姿で地上を見下ろして

いたのかと思うと、非常に不思議な感覚にとらわれます。

この時代から今日まで生き延びてきた樹木は、チエニーとイチョウの2種だけです。

この地球には、大きな氷期が4回あったと考えられています。約1万年ほど前に最後の氷期が終わり、今は間氷期です。最後の氷期から今日まで生きながらえて来た植物は、わずか56種しかないと言われています。チエニーはその貴重な56種の中の1種です。もうひとつのイチョウもまた、高い薬理効果が注目され、医学研究が進んでいます。

生物にとって環境の変化はすさまじい逆境です。植物は異なる環境へ移動するのが困難なので、それに耐え、2億年もの間姿を変えずに生きてきたのは、やはり驚異の生命力と言えるでしょう。

3千年を超える長寿

樹齢3千年で高さ20メートルとなると、成長と時間の感覚が我々人間と全く異なるのは当たり前です。チエニーの成長は非常に遅く、植林して50年～70年たたないと一人前の樹木として成長するかどうかわからないといいます。中国政府がチエニーの植林事業に着手してちょうどその位の年月が経ち、ようやく直径7～8cmの幼木に成長したとのことです。

樹齢3千年から見れば、植林して50年～70年などはまだ赤ん坊のようなものです。そこから一人前の樹木になるまでは気の遠くなるような時間であり、残念ながらひとりの人間が見届けることはできません。国を挙げて、人から人へ何代も経て、ようやく実を結ぶ事業が進められているのです。このあたりはさすが大国中国のスケールの大きさが伝わってきます。

そんな中国でも、これだけ長生きの木は「不老樹」と呼ばれます。

地球・大地の恵みを吸って生きる

4000メートルもの標高、気温氷点下、強烈な紫外線……にもかかわらずなぜチエニーは、20メートルもの巨木に成長し、3千年という長寿を生きられるのか。その答のひとつが雲南省という土地にあると考えられています。

中国南部の雲南省は、「薬草の里」と呼ばれ、チエニー（海抜4000メートル）だけでなく冬虫夏草（海抜3000メートル）など希少な薬となる動植物の宝庫です。それぞれの薬草がとれる産地が各地にあり、それを求めて中国だけでなく世界各地から研究者が集まっています。

植物全体としても膨大な品種が確認されており、雲南省を原産地とする花や樹木は、世界中に広がっています。例えばバラがそうです。現存する品種は1万5千種が確認されており、世界の植物の故郷と言われています。

気候は亜熱帯気候で、多種多彩な動植物が繁殖する環境です。そうした生物をはぐくむ大地は豊かで、肥沃な土地からは米をはじめとした穀物、野菜が1年中収穫されます。雲南省は、大国中国にとって宝の山と言っていいでしょう。

チエニーの存在に係わっていると考えられるのは、天然資源の宝庫である点です。鉱物資源も豊かで、錫、亜鉛、鉛、鉄、金などがたくさん採れます。ミネラルの豊富な土地は、立派な樹木を育てます。チエニーは、雲南省のミネラル豊富な大地と気候が育み、高山の厳しい環境が鍛え上げた自然の結晶と言えそうです。

始皇帝が追い求めた不老不死の秘薬

チエニーは、本国中国においては長く門外不出の秘薬でした。それというのも中国の宮廷では、チエニーは不老長寿の仙薬（仙人が作った薬）とされ、歴代王朝の王族だけが使える宮廷薬だったからです。

一般の人は入手困難だっただけでなく、使用そのものが禁止されていました。チエニーが一般の漢方薬として普及しなかったのには、そうした理由があるからです。(ただし一般的なイチイは漢方薬として使われています。血糖降下作用と利尿作用があることから、糖尿病などに効果があるとされます。)

中国4千年の歴代の王の中でも、特にチエニーに執心したことで知られるのが秦の始皇帝です。

始皇帝は、今から2千2百年前、史上初めて中国を統一しました。北には万里の長城を築き、南の百越を平定し、強固な中央集権体制を作り上げた皇帝は、やがて不老長寿を願うようになりました。

中国で不老不死といえば仙人です。仙人になる薬=不老不死の薬をさがせ。皇帝の命を受けたのが徐福という人物です。

徐福は、司馬遷の『史記』に登場する人物で、始皇帝の命を受け、若い男女800人と多くの技術者を従え、船に乗って世界各地を旅しました。

徐福は旅の途中で日本各地を訪れたので、九州や三重などに徐福に関する言い伝えや碑が残っています。一説によれば徐福は、福岡県の女性と恋に落ちてそこに住んでいたと言いますが、結局不老不死の薬を見つけることはできず、帰国しなかったとされています。世界を旅して捜し求めた不老不死の妙薬がチエニーだったことは、徐福にとってはまさに皮肉としか言いようがありません。

このように、チエニーは昔から多くの人びとに求められたものなのです。

現代に解き明かされる仙薬の正体

その始皇帝が捜し求めた仙薬は全部で4つあり、その一つがチエニーだと言われています。もうひとつが「満月の夜の塩」で、満月の夜に特殊な方法で製造される塩だとされていますが、それがどんなものかはわかっていません。残り2つは不明です。

チエニーは、不老不死の薬ではありません。仙人になれる薬でもありませんが、その薬理効果は、糖尿病に始まり肝炎などの感染症、肝臓病、がん、リウマチやアレルギー、花粉症などの自己免疫疾患、更年期障害などの婦人病や骨粗しょう症など多岐にわたります。

これほど多彩な薬理効果を持つ植物はほかには考えられず、宮廷薬として門外不出だったのもうなずけます。不老不死とは言えないものの、本当の意味で万能薬と言えるかもしれません。

残念ながら始皇帝は、家来が差し出した「不死の薬」とされた水銀を飲んで、50歳で死んだとされています。

ところで始皇帝は、チエニーを入手し、健康のために役立てることができたのでしょうか。それともさらに欲張って猛毒の水銀で命を落としたのでしょうか。今となってはわかりませんが、チエニーは始皇帝が追い求めただけのことは充分にある植物です。

始皇帝の時代から2千年を経て、今、現代科学がチエニーの薬理効果の正体を解き明かそうとしています。

保護植物として伐採、売買禁止

宮廷薬として、長く世に出ることのなかったチエニー。最後の王朝である清朝が終わり（1912年）、民主国家となっても、チエニーはまだ世界の注目を浴びることはありませんでした。それは中国政府が、この貴重な植物を保護植物として長く伐採禁止、売買禁止にしたからです。

中国は、第2次世界大戦後の1949年、中華人民共和国として建国しました。そしてチエニーのような貴重な動植物を失うことのないよう様々な規制をかけることにしました。これによってチエニーは、中華人民共和国保護条例に従い保護植物（日本の天然記念物に相当）に指定され、伐採も売買も禁止されたのです。

限定的輸出解禁。50年以上かかる植林事業にめど

チエニーはこうして未だ門外不出の仙樹として、中国雲南省の山深く眠る存在でしたが、近年ようやくアメリカと日本の2カ国のみ限定で、輸出を再開しました。それは希少であるチエニーの植林事業にようやくめどがたったからです。

中国政府は、チエニーを保護するだけでなく植林事業を行いました。しかし前述のように、確かに成長するというめどがたつまで50年から70年かかるほどです。第2次大戦後（1945年）に植えた苗が、近年ようやく直径7～8センチの幼木になり、これで大丈夫となったため、ほんの一部のみが解禁となったわけです。

植林事業には、雲南省の高山に暮らす山岳少数民族であるマサ族があたりました。チエニーを神の木として崇める彼らの努力によって植林は毎年行われ、チエニーの幼木は順調に成長しているようです。

これで日本でもチエニーの研究が進み、また糖尿病で苦しんでいる人たちにも朗

報となりました。

研究の進歩と成果が招いた悲劇「血流成河《シュエリュウチェンフー》」

前述のように、中国からは門外不出だった仙樹・チエニーは、アメリカと日本限定で輸出されるようになりました。それは両国にとっても、また医学研究のためにチエニーを待つ世界の科学者にとっても朗報だったのですが、中国本土で思わぬ事態が発生することとなりました。１９９０年代初頭、チエニーのふるさと雲南省で、大変な自然破壊が起きていました。大規模な盗伐です。

雲南省の北西部を流れる河・怒河では、河の両側に自生していた樹齢数千年というチエニーが、何千人という侵入者たちによって伐採されていったのです。雲龍地区というところでは、毎日５～６台のトラックが森に侵入し、伐採したチエニーを運び出していました。

1992年から1993年にかけての1年間で、維西県という地域だけでも約4千トンのチエニーが売買されたと言います。

侵入者たちはこのチエニーがどこに運ばれ何に使われるかも全く知らないまま、信じられないほど安い値段で、何千年という時をかけた貴重な資源を売り渡したのです。

また1994年には、麗江という地区でツツジの研究のために森に入った外国人研究者が、チエニーを標本として盗むという事件が起きました。この事件が報道されると、この地域の盗伐はいっそうひどくなりました。ここでは、わずか半年の間に、樹齢数千年というチエニー約9万本が伐採されてしまったのです。

チエニーは伐採されると、運搬のために川に浸されます。この時おそらくチエニーの赤みを帯びた色素が流れ、川の色が紅く染まったのでしょう。この様子が地元の新聞に「血流成河」という言葉で嘆きを持って載せられたのです。

狙われる「生きる万能薬」

なぜこれほどの盗伐が行われたのでしょう。それはチエニーという仙樹がとてつもない薬理効果を持っていることが、現代医学によって解明されたからです。

この「生きる万能薬」とでもいうべき仙樹に、欲に目のくらんだ盗人たちが群がり、回復不可能なほど山を荒らしてチエニーを伐採していったのです。広大な中国の山深い奥地では、いくら中国政府が伐採禁止令を出しても、なかなか徹底できるものではありません。

この盗伐はひどい森林破壊、自然破壊に発展し、それが原因で揚子江流域が大洪水に見舞われることとなりました。

業を煮やした中国政府は、チエニーの自生する雲南省の高山の森林への主な道を爆破して封鎖するという強硬手段に出ました。これで盗伐はしにくくなりましたが、きちんと許可を得た研究者が、正規の研究のためにチエニーの山に行くのは大変に困難なこととなってしまったのです。

しかし貴重な資源を守るためには、致し方ないことだと言えます。

現在チエニーの研究は途上で、今後さらに発展的な研究が行なわれていくことでしょう。ステージは臨床試験などの段階に移り、実際に糖尿病やがんにどのようにチエニーが薬として使えるかが研究されています。

そうした研究が、まさか前述のような盗伐につながらないよう、厳重な管理が必要です。また中国政府が積極的に行なっている植林事業が、順調に進んでほしいと願うばかりです。

宇宙実験が行われた植物

チエニーの先端的な研究のひとつに、宇宙での実験があります。実験の目的は3つあります。

1つ目は、「宇宙というほぼ無重力の特殊な空間で、世界的に認められているチエニーの抗がん作用はどのように変化するか」

2つ目は「成長の遅いチエニーの資源を安定的に確保するために、宇宙という特殊な環境の作用は、チエニーの成長を早めることができるか」

3つ目は「がん細胞は宇宙という特殊な空間でどのような変化をし、それによって特効薬開発のヒントを得る」ことです。

以上の目的をもって、2002年12月30日、中国は宇宙船「神船4号」を打ち上げました。この宇宙船には、試験管に入れられたチエニーの苗と数千個のがん細胞が搭載されていました。

神舟4号は2003年初めに帰還し、実験に使われたチエニーとがん細胞は、日中友好病院などの研究者の手に渡り、現在も研究が続けられています。

宇宙における医学研究、生命科学研究は今日最も熱い分野です。宇宙というほぼ無重力の空間へいくと、ふだんは地球の重力の影響を強く受けている生物は、細胞のかたちから変わってしまうのだそうです。そうした空間が人間の健康にどんな影

第3章
糖尿病に特効
中国4千年の秘薬を科学的に立証

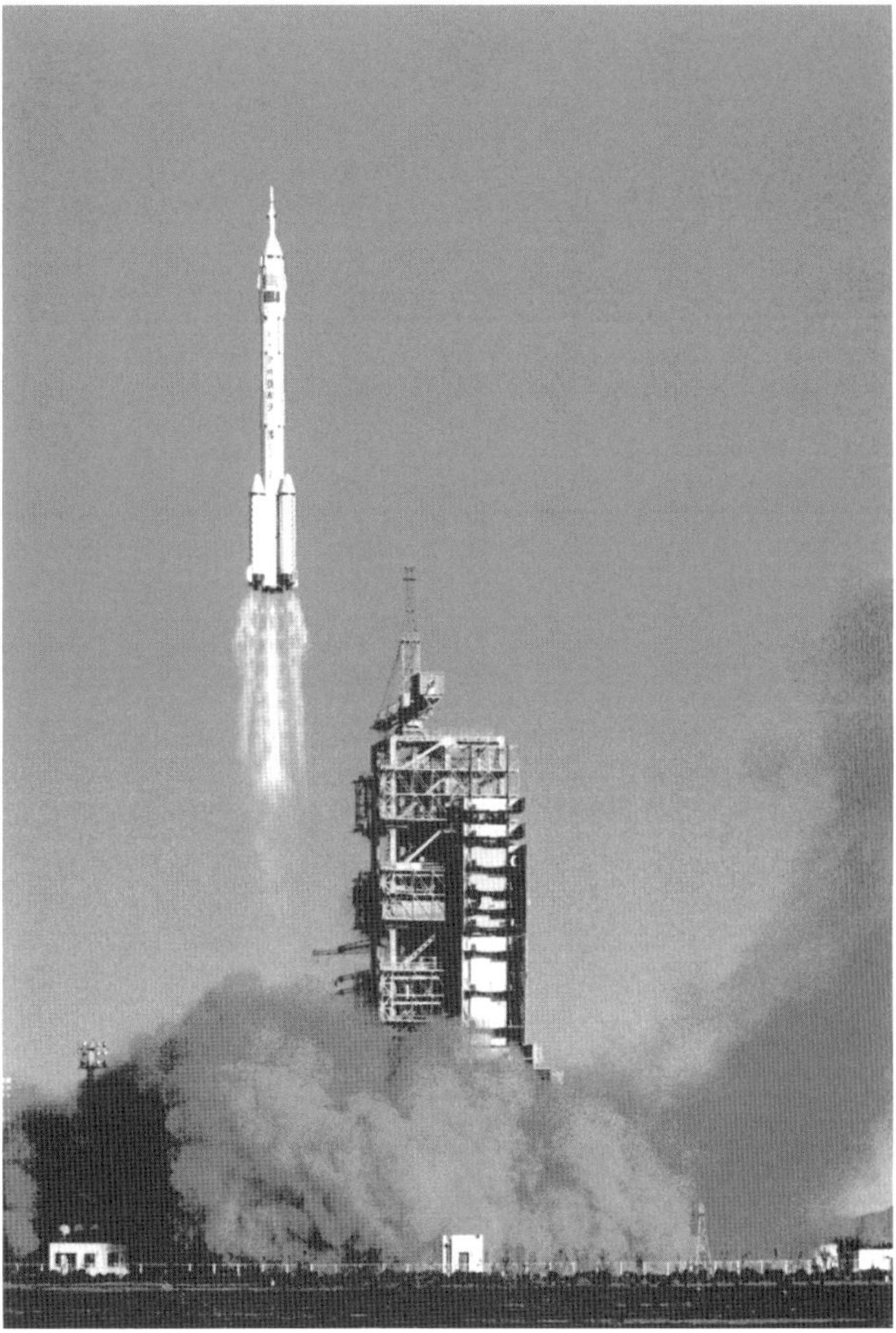

響をもたらすか、また植物の生長はどう変化するか。
これは人類の子孫とその未来を見据えた実験です。今後どういった成果が得られるか、大きく期待がふくらみます。

チエニーから生薬随一の抗がん成分タキソール

チエニーが宇宙での実験にかりだされたのには、はっきりとした理由があります。それはチエニーが、優れた抗がん成分タキソール（パクリタキセル）を含んだ植物だからです。

タキソールという抗がん剤についてはご存知の方もいるでしょう。タキソールは、20世紀最高の抗がん剤と言われ、今日も乳がん、卵巣がん、非小細胞肺がん等の治療薬として臨床の第一線で使われています。

タキソールの誕生には、次のような経緯があります。

19世紀、ドイツの薬学者ルーカス・Hが、農場で死んだ羊の胃袋からイチイ＝チエニーの葉をみつけました。調査の結果、羊の死因はイチイの中毒。このことで興味をもったルーカスは研究を重ね、1856年、世界で初めてチエニーからタキソイド系の化合物の分離に成功します。しかしこの研究はその後しばらく進展せず、医薬品の製造につながるのは20世紀後半に入ってからです。

1971年、モンロー・E・ウォール博士とマンスキー・C・ヴァニ博士が、イチイ＝チエニーの抽出物からパクリタキセルを分離・同定しタキソールと命名しました。その後タキソールは非常に強い抗がん作用があることがわかりました。

しかしチエニーという樹木に含まれているタキソールは非常にわずかです。そこでタキソールの合成法が模索され、1989年米国フロリダ州立大学のロバート・ホルトン博士が、世界で初めてタキソールの合成法を開発します（1994年には全合成に成功）。

抗がん剤として世界に普及

ホルトン博士の合成法は、その後アメリカのブリストル・マイヤーズ社が2億ドル（約200億円）で買い取り、タキソールという名称で商標登録。こうして抗がん剤のタキソールが誕生します。タキソールは商品名、一般名はパクリタキセルです。

1992年、タキソールはFDA（アメリカ食品医薬品局）が認可。ヨーロッパ諸国でも続々と認可が進み、日本でも1997年に認可されています。その後は世界100カ国以上で、抗がん剤タキソールが使われています。

日本でタキソールの保険適応になるのは卵巣がん、乳がん、子宮がん、肺がん、胃がんなどです。

その後フランスでもこの物質の化学合成に成功し、抗がん剤タキソテールが誕生します。商品名タキソテール、一般名ドセタキセルは、世界中に供給されています。

タキソテールの健康保険適応症は、卵巣がん、子宮がん、乳がん、胃がん、肺がん、頭頸部がん、食道がんです。

副作用がなく天然成分そのままのチエニー

チエニーから分離されたタキソール、タキソテールは、今日でも強力な抗がん剤として、多くのがん患者の方たちの力となっています。抗がん剤ですので、誰もが自由に使うものではなく、医療機関でしっかりとした治療計画の下、投与されています。

タキソールは有効成分のみを抽出、あるいは合成して作られた薬なので、効き目が強い反面、副作用もそれなりに強いものです。それが西洋医学によって生み出された医薬品の宿命であり、患者さんも納得して治療を受けています。

しかしこうした抗がん剤製造のやり方とは異なる、チエニーから生命丸ごとの薬効を得る方法もあります。それが生薬の特徴であり、医薬品とは異なる存在価値です。

前に述べたようにチエニーには、双方向調整作用があって、ちょうどよいバランスの効き目を発揮します。またどんな薬、サプリメント、食品と合わせても問題はなく、相和性があるので、安心して服用することができます。タキソールの抗がん剤としての効果を見ると、同じ植物チエニーから、これほど異なる薬効が生まれるというのは実に不思議なものです。

「理想的ながん細胞の死」とは

チエニーから誕生したタキソールには、抗がん剤特有の副作用があります。原材料であるチエニーそのものにも、もちろん抗がん作用があります。そしてチエニー全体が持つがん細胞に対する作用には、抗がん剤とはかなり異なる性質があり、そこに注目して研究している専門家もたくさんいます。

大変興味深いことですが、チエニーの抗がん作用は、抗がん剤ほど激烈な殺傷能力ではない代わりに、安全で的確で無駄がありません。退治すべきがん細胞を退治しながら生体を傷つけない、ある意味理想的と言えるような作用を示すのです。

チエニーのがんに対する作用は、大きく分けて3つあります。1つ目はがん細胞の増殖抑制作用、2つ目ががん細胞の分裂を阻止してアポトーシス（自然死）に導く作用、3つ目ががん細胞に目印をつけて免疫細胞のマクロファージに捕食させて消滅させる作用です。

金沢医科大学元教授の信川高寛博士は、チエニーの抗がん作用について次のように語っています。

「がん細胞を卵にたとえるなら、抗がん剤は生卵をつぶすようにがん細胞を攻撃します。すると中身の卵が飛び出すようにがん細胞の破片も飛び出してしまい、その破片に白血球が集まって炎症反応を起こし、いわゆるがんの悪液質が生じます。悪液質は、がんが末期に向かう状態で、患者さんは著しく衰弱してしまいます。一方チエニーによってアポトーシス（自然死）に至ったがん細胞は、周囲に悪影響を与えず、静かに死んでいきます。がん細胞の細胞膜が破裂しないまま内容物が凝縮し、断片化され、周囲のマクロファージに捕食されて死滅するのです」

まさに理想的ながん細胞の消滅方法ではないでしょうか。

チエニーの「選択的抗がん性」を実証

これまでの研究で、チエニーはがん細胞に対して理想的な死滅作用を及ぼすことがわかりました。しかしがん以外の細胞に対してはどうなのでしょう。チエニーは、抗がん剤のように正常細胞を破壊し、患者さんを衰弱させたりしないのでしょうか。

２００２年、金沢医科大学では、チエニーの「がん細胞および正常細胞に対する

チエニーのがん細胞及び正常細胞の増殖抑制実験（IC50値）	
がん細胞	IC50 値（μg/ml)
子宮頸がん	0.0230
大腸がん	0.0300
脳腫瘍	0.0515
卵巣がん	0.0575
肺がん	0.0660
白血病	0.1725
肝臓がん	0.0910
正常繊維芽細胞	増殖抑制なし
正常肺細胞	増殖抑制なし

増殖抑制作用」の実験を行いました。

その方法は、子宮頸がん、大腸がん、脳腫瘍、卵巣がんなどのがん細胞と正常繊維芽細胞などの正常細胞にチエニーのエキスを投与し、それぞれのＩＣ50を比較するというものです。ＩＣ50とは「100個の細胞の増殖を50％抑制するために、エキス量がどれだけ必要か」を示します。

表を見るとわかる通り、チエニーは全てのがん細胞に対しては増殖抑制作用を示していますが、正常細胞には作用しません。正常な繊維芽細胞と肺細胞は全く影響を受けず増殖しています。

このことはチエニーの「選択的抗がん性」の証明であり、副作用のない抗がん性の証明にもなっています。

チエニーはなぜ、がん細胞と正常細胞を見分けることができるのでしょう。まるで神の目でも宿っているようにがん細胞だけを発見して接触し、その分裂増殖を阻止してしまう。一体誰がそのようなプログラムをチエニーに施したのか、誠に不思議です。

しかしこの謎も、近年明らかになりつつあります。チエニーの抗がん成分は、がん細胞が増殖しない時には糖と結合していますが、がん細胞が増殖しようとすると遊離型になり、がん細胞と結合することがわかってきたのです。しかもがん細胞の骨格である微小管というところに結合して壊してしまうため、がん細胞は分裂増殖することができなくなるのです。

こうしたメカニズムが明らかになるにつれ、チエニーの抗がん作用への期待が高まります。副作用のないがん治療薬、がんの特効薬は、タキソール、タキソテールを経て、ふたたびチエニーから誕生するのではないかと思わせるのです。

肝炎・肝機能障害に対する改善効果

チエニーは、肝炎、あるいは他の肝機能障害に対しても改善効果があることがわかっています。肝臓疾患に関するいくつかの実験、試験をご紹介してみましょう。

最初の実験は、肝障害のラットを使った動物実験です。実験を行ったのは、富山医科薬科大学（現・富山大学）の門田重利博士です。

まず実験用の肝障害ラットを4つのグループに分け、2つのグループにはチエニーのリグナンである①セコイソラリシレシノール、②イソタキシレシノールを与えます。残り2つは③肝機能改善薬（シリマリン）を与えたグループ、④何も投与しないグループです。

以上4つのグループの投与前と投与後のGOT、GPTレベルとその降下率を調べました。

その結果、チエニーのリグナン類を投与した①②のグループは、有意にGOT、GPTの数値を低下させ、③の医薬品より高い肝機能効果を示しました。

これはチエニーのリグナン類が、肝臓の炎症を増悪させる炎症性サイトカインTNF－αの産生を正常化させ、肝細胞が壊れて繊維化していくのを防ぐためであることもわかりました。

これらの成果は、研究者である門田重利博士によって、インドで行われたIUPAC（世界純正・応用化学連合国際学会）や第20回和漢医薬学会において、特別講演されました。

また著名な医学文献であるアメリカの『Life Science』やドイツの『Planta Medica』に収録されました。

この動物実験を受けて、肝炎の患者さんを対象にした臨床試験が行われました。

チエニーの肝機能改善作用

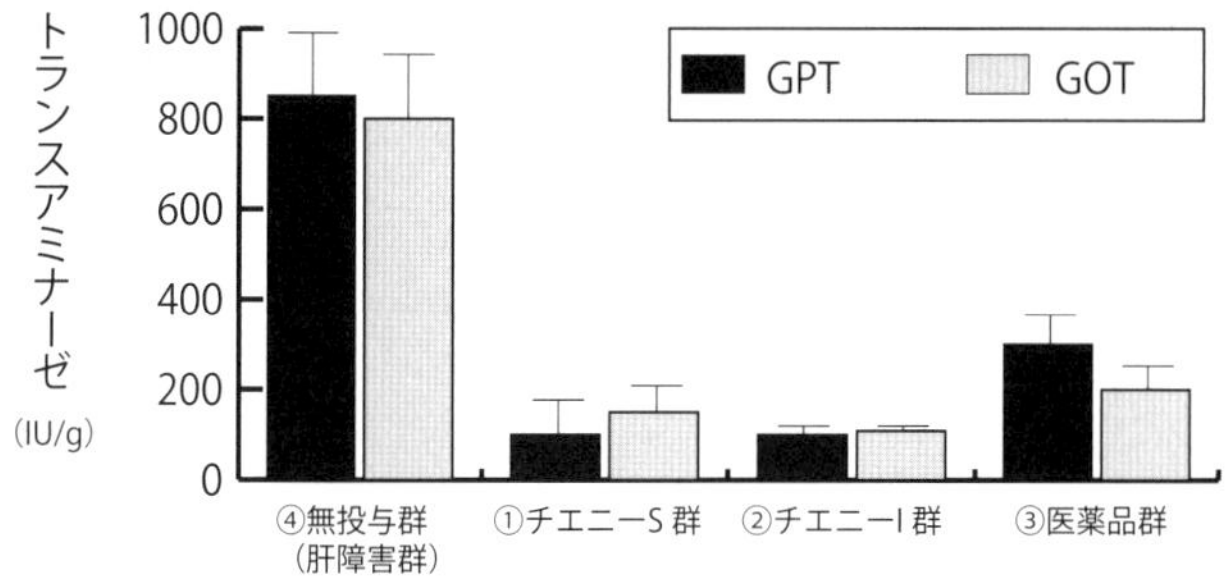

①チエニーS群：チエニーリグナン・セコイソラリシレシノール 50mg/kg 投与
②チエニーI群：チエニーイソタキシレシノール 50mg/kg 投与
③医薬品群：肝機能改善薬シリマリン 100mg/kg 投与
④無投与群：何も投与しない

研究を行ったのは北里大学の客員教授の中島修博士です。

対象となったのは東京の山王病院でインターフェロンの治療を受けて効果のなかった患者さん5人です。被験者5人は6ヶ月にわたって、毎日チエニーを服用してもらいました。

結果、5人のうち3人は肝機能改善効果が見られ、うち2名は肝炎ウィルスが消滅・減少しました。

この2名のうちの1名は58歳の女性で、C型肝炎のタイプ「2a

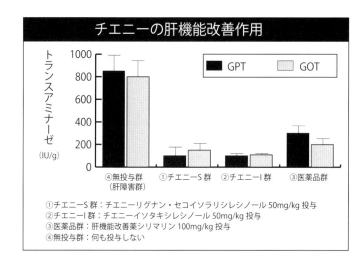

型」の患者さんです。インターフェロンの治療ではウィルスを排除できなかった方です。

チエニーを服用し始めて1ヵ月後、肝機能の異常値は下がり始め、肝炎ウィルス量も下がり始めました。2ヵ月後にGPTの値がわずかに上昇しましたが、その後は順調に下がり続けました。

6ヵ月後、GPT値は正常値の34KIU／ℓに、肝炎ウィルスの値は0・5KIU／mℓと、厚労省の定める完全治癒レベルに達しました。インターフェロンで排除できなかったC型肝炎を、チエニーが完治に導いたわけです。

もう一人の患者さんは72歳の男性で、C型肝炎のタイプ「1b型」。インターフェロンが効きにくいタイプです。しかしチエニーの服用後の検査では、肝機能検査の値は順調に改善し、肝炎ウィルス量も6ヵ月で7・7KIU／mℓから3・4KIU／mℓまで減少しました。

またインターフェロンには頭痛、発熱、倦怠感などの副作用がつきものですが、チエニーにはそうした副作用は全くないことは特筆すべき点だと言えるでしょう。

次章からは、本書のテーマであるチエニーの糖尿病に対する改善効果の科学的検証をご紹介します。

第4章

チエニーの科学的検証

チエニーはイチイ科の植物です。イチイは、昔からイチイヨウ（一位葉）という漢方素材であり、効能はズバリ糖尿病です。そのためチエニーの糖尿病に対する効果は、ある程度予想されていました。しかしいざ科学的な検証を行ってみると、結果は想像以上。医療現場で使われている糖尿病治療薬以上の結果になったものもあります。

本章では、チエニーの科学的研究と実験を紹介します。

1 臨床試験による血糖降下作用

4週間後、血糖値改善の有効率 96・66％

1997年の4月から5月にかけて、中国天津市にある国立天和病院で、糖尿病患者を対象にしたチエニーの臨床試験が行われました。参加者は30人です。

〔診断基準〕

WHOの糖尿病の診断基準に従い糖尿病と認められる患者30人を診察しました。

〔病例選択〕

糖尿病患者30人を抽出しました。その内訳は

◆タイプ　インスリン依存型6人、非インスリン依存型24人

◆性別　男性19人、女性11人

◆病歴　最長者20年、最短者1ヶ月、平均7・12年

◆年齢　最年長者78歳、最年少者39歳、平均年齢60・07歳

〔治療方法〕

患者30人が、チエニーを1日3回、4週間服用。服用前には、個々の患者の臨床症状（のどの渇き、尿量、水分摂取量、脚の浮腫（むくみ）程度、血糖値、※血脂値、尿糖、やせ具合、倦怠感等）を綿密に調査。

※血脂値とは、コレステロール、中性脂肪、リン脂質などを合わせたもの。

４週間後、患者の血糖値は、最大１５６㎎／dℓ、最小７・２㎎／dℓ、平均51・３㎎／dℓ下がりました。数値に差はありますが、すべての患者の血糖値に改善が見られました。有効率は96・66％と極めて高いものです。

うち２人の患者に瞑眩《めんげん》反応（漢方の考え方で、薬の効果が現れる前に起きる一時的な強い身体反応。好転反応ともいう）と見られる軽度の下痢がありましたが、服用回数を一時減らすことで解決しました。

副作用と考えられる反応は見られませんでした。

また特に、発病後間もない患者に対して有効だという結果を得ています。これらの患者では、チエニー服用後の血糖降下率は40～60％に達しています。

中国衛生部国家医薬管理局薬物研究院は、この結果について次のように結論づけています。

「チエニーから染み出る物質には、数種類の血糖調節作用を持つ成分が含まれており、これらが相乗的に血糖値を調整する性質を持っている。従ってチエニーは糖尿病の予防と治療に効果がある。」

次にこの治療を受けた患者の中から、代表的な例を紹介します。

《Aさん　71歳　男性》

非インスリン依存型。病歴1年。症状としては、喉の渇きが激しく、水分摂取量が多い、多尿、元気がないなど。発病後は血糖降下剤を服用。チエニーを服用し始めてから病状が好転し、血糖値が正常値まで大幅に改善されました。下降率は60％。尿糖も減少しました。

血糖値　259・2mg／dℓ　↓　102・6mg／dℓ
尿糖　4＋　↓　＋

《Bさん　72歳　男性》

インスリン依存型。症状としては、喉が渇き、水分の摂取量が多い、多尿、痩せていて元気がないなど糖尿病の症状が顕著に現れていました。チエニーを服用した後は、血糖値が大きく改善、尿糖も減少しました。

血糖値　316・8mg／dℓ→165・6mg／dℓ

尿糖　3＋→＋

インスリン依存型（1型糖尿病）にも有効

前述のBさんはインスリン依存型（1型糖尿病）です。この臨床観察で、Bさんのようなインスリン依存型の患者にも効果があったことは評価に値すると言えるでしょう。

インスリン依存型糖尿病は、発症のメカニズムが非依存型と異なります。発症した時点でインスリンを分泌する組織が破壊されており、自らインスリンを全く分泌できないか、皆無に近いと言われています。多くは十代など幼い時期に発症し、生涯にわたってインスリン注射が必要となります。

こうした患者さんは、毎日数回のインスリン注射が必要なので、外出・旅行の際にはキットを持ち歩かなければなりません。災害などで製剤の確保が困難になれば、命に関わります。

臨床観察にあるように、1型糖尿病の患者さんにチエニーが有効となれば、こうした患者さんの治療方法が変わる可能性が出てきます。少なくとも、インスリン注射の回数を減らすことができるかもしれません。そうなれば患者さんのQOLは、大きく向上すると考えられます。

チエニーの血行改善作用に関する考察〜合併症予防効果

前述のような結果が得られたのは、チエニーの持つ血行改善作用によるものと考えられます。

糖尿病になると、腎症、神経障害、網膜症の三大合併症をはじめ全身至る所に障害が発生するようになります。また脳梗塞、心筋梗塞など死に至る病も起こしやすいことがわかっています。

これらの合併症はそれぞれ異なる要素やプロセスがあるものの、大元にあるのは、血行の悪さです。食事によって吸収されたブドウ糖が、全身の細胞に吸収されず、いつまでも血液中に留まるために、代謝が著しく悪化して発症に至ります。

チエニーの服用によって血糖値が下がり、症状が緩和したのは、チエニーの有効成分が血行を改善し、代謝を改善したからと考えられます。その有効成分とは、ポリフェノールの一種であるリグナン類であることがつきとめられています。

すい臓のβ細胞を修復しインスリン分泌を回復

1型糖尿病に対するチエニーの効果は、血行改善作用だけで説明できるものではありません。前述のように1型糖尿病は、2型糖尿病とは発症のメカニズムが異なるからです。

2型糖尿病は、食事や運動、体質などが長い間に複雑に関わって発症する生活習慣病ですが、1型糖尿病は、すい臓の組織ランゲルハンス島のβ細胞が壊れ、インスリンの分泌ができなくなって発症します。

β細胞が壊れる原因として有力なのは、ウィルス感染をきっかけとして、自分自身の免疫細胞がβ細胞を破壊してしまうことです。自分自身の免疫に問題があるため、1型糖尿病は自己免疫疾患に分類される病気です。生活習慣とは関係ありません。

それでは、チエニーの服用によって、なぜ1型糖尿病が改善するのでしょうか。

それはチエニーの有効成分のリグナン類が、壊れたすい臓の組織を修復するからではないかと推察されています。

チエニーのリグナン類には、糖質の代謝を促すビタミンB_1の働きを促す作用や、ビタミンB_6と結合してインスリンの分泌を促す作用もあります。これらの複合的作用によって、失われたインスリン分泌がよみがえると考えられるのです。

双方向調整作用で腎臓を回復させる

壊れたすい臓のβ細胞がチエニーによって修復されれば、失われたインスリンの分泌が回復します。そうなればダブついた糖は処理され、血糖値が下がり、もう危険な状態ではありません。

またチエニーには、調整作用があるので、血糖値が下がりすぎるのを防ぐ作用もあると考えられています。

2章で「免疫の双方向調整作用」と説明したように、血糖値が上がりすぎれば下げ、下がりすぎれば上げる、この双方向からの作用には、従来の糖尿病の治療がもつリスクがありません。

チエニーの調整作用は、すでに漢方の処方に見ることができます。チエニーは漢方では慢性腎炎にも処方されます。

慢性腎炎の原因は色々あるとされ、はっきり特定されていませんが、有力なのは1型糖尿病と同じく自己免疫疾患です。自分自身の免疫が腎臓の糸球体を攻撃して発症すると考えられています。

チエニーは、自身の腎臓を攻撃するといった免疫の過剰反応を抑える作用があり、腎臓機能を回復させます。不足を補い、過剰を抑える。この調整作用はチエニー独特のものだと言えます。

すい臓の話に戻ると、チエニーの作用で失われたインスリン分泌が回復すれば、血糖値は下がります。またチエニーには双方向調整作用があるため、血糖値が下がりすぎるのを防ぐ効果もあります。血糖値が高ければ下げ、下がり過ぎれば上げる。

こうした多方面からの薬理作用は、従来の医薬品にはない効果であり、結果として患者さんを、安全に、穏やかに糖尿病の合併症から守ることができると考えられるのです。

2 医薬品を上回る血糖降下作用を証明

糖尿病ラットで血糖降下作用を証明

2001年12月、富山医科薬科大学（現・富山大学）和漢薬研究所で、門田重利教授によるチエニーの血糖降下作用に関する動物実験が行われました。

〔対象動物〕

糖尿病ラット…5〜6週齢、体重180〜200gの雄性ウィスターラットを16時間絶食させた後、ストレプトゾトシンという薬剤を腹腔内に注射し、すい島炎を誘導して人工的に糖尿病を発症させた。このラットは、インスリンが分泌されない人間の1型糖尿病とほぼ同じ状態。

〔実験〕

糖尿病ラットを次の3つのグループに分けた。

① 血糖降下剤であるトリブタマイド200mg／kg（ラットの体重1kgあたり。以下同じ）とブフォルミン1mg／kgの混合物を投与したグループ。

② チエニーの抽出物であるリグナン類100mg／kgを投与したグループ。

③ 対照群として生理食塩水を投与したグループ。

以上3つのグループに、1日1回、連続7日間、それぞれの投与を行い、投与前の血糖値と投与後の血糖値を比較した。

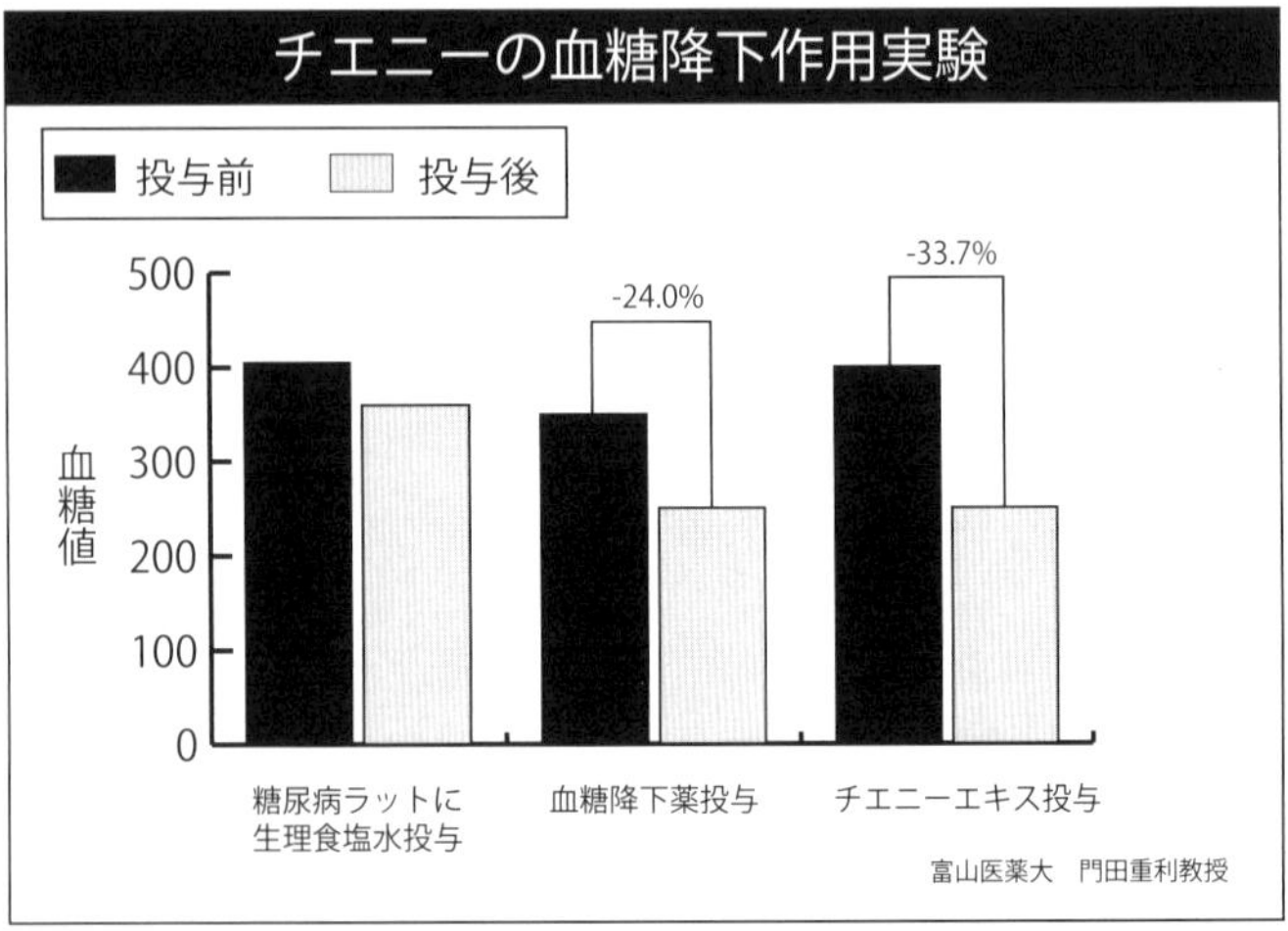

〔結果〕

血糖降下剤を投与したグループの血糖降下率は24・0％、チエニーを投与したグループは33・7％、生理食塩水を投与したグループもわずかに血糖値が下がった。

比較すると最も血糖値を下げたのはチエニーを投与したグループで、医薬品をはるかに上回る結果になった。

これらの研究成果は、第45回日本糖尿病学会、第19回和漢医薬学会で発表され、ドイツの医学文献『Planta Medica』にも掲載されました。

チエニーに含まれる多彩な生理活性成分

第3章では、チエニーから誕生した世界的な抗がん剤タキソール（一般名パクリタキセル）についても解説しました。

チエニーには多彩な生理活性成分が含まれており、薬理効果も多方面にわたります。そのためがん、糖尿病、肝炎、アレルギーなど全く異なる、ただし免疫系という点では共通の様々な病気に効果を発揮します。

そのうちタキソール（パクリタキセル）は、チエニーに含まれる350種を超えるジテルペンの一種で、植物性アルカロイドでもあるため強い毒性を持っています。タキソールはこの毒性を活かし、がん細胞の分裂を阻害してがん細胞を殺す薬剤です。毒性があるということは、使い方を誤ると危険であることを意味しています。これが、いわゆる抗がん剤の副作用です。

ところが同じチエニーでも、糖尿病に効果を発揮する成分はポリフェノールの一種であるリグナン類であり、こちらには毒性はありません。このリグナン類は肝炎を抑え肝臓を保護する働きも持っています。

このように同じ植物から異なる薬理効果を持つ物質が抽出されることは珍しくありませんが、それぞれの薬理効果がチエニーほど強力なものは非常に珍しいと言えます。やはりチエニーが非常に特殊な植物であることがわかります。

ちなみにリグナン類とはタキシレシノール、ヒドロキシラリシレシノール、セコイソラリシレシノール、イソタキシレシノールなどです。

タキソールのように単独の成分を抽出してしまうと、その薬理効果はがん細胞を死滅させるという一方通行のものになります。効き目としては確かに強力で、西洋医学の医薬品製造にはふさわしいのですが、毒性が前面に出てくるため副作用が強くなってしまいます。

しかしチエニー全体を摂取すると、がん細胞を死滅させるだけでなく、免疫細胞を活性化したり、細胞の傷を修復したり、肝臓を守ったりと多方面の働きが得られ、結果的に体全体に優しい効果があるのです。

3 その他の薬理効果 活性酸素を除去する抗酸化作用

活性酸素は万病の元?

近年、活性酸素の弊害が盛んに語られるようになりました。

酸素は大気中に約2割含まれており、人間を含めほとんどの生物にとって必要不可欠な物質です。人間が呼吸によって体内に取り込んだ酸素は、全身の細胞に運ばれ、エネルギー生産などの時に利用されます。酸素なしには人間は生きていくことができませんし、他の生物にとっても同様です。

そしてこの酸素が利用される中で、一部不安定な電子を持った活性酸素が生まれるのです。不安定な電子をもっているため、活性酸素は安定しようとして、常にほかのものと結びつこうとする性質があります。そして様々な物質と結合し、その物質を「酸化」させてしまいます。この「酸化」が問題なのです。

例えば細胞においては、DNAの一部を酸化させ、がん化を促進すると言われています。血管においては、内壁にカルシウムや脂質などが付着して硬くなり動脈硬化を起こしますが、活性酸素によるコレステロールの酸化がそのきっかけになるとされています。シミやシワ、白内障などの老化現象は、紫外線が発生させる活性酸素が原因とされています。関節リウマチや膠原病などの自己免疫疾患は、免疫細胞が自分自身を攻撃してしまうことが原因ですが、その武器となるのが活性酸素です。ほかにも全身いたるところで活性酸素は細胞レベルで組織を傷つけています。まさに活性酸素は万病の元というわけです。

糖尿病は活性酸素の影響が大きい

様々な病気の中で、活性酸素の影響を最も大きく受けるのは糖尿病だと言われています。たとえば細胞内では、ミトコンドリアがブドウ糖をエネルギーに変えますが、活性酸素がミトコンドリアを変質させブドウ糖が利用されなくなるとする説があります。ブドウ糖は無駄になり、高血糖を招きます。

1型糖尿病の場合、インスリンを分泌するすい臓のβ細胞が免疫細胞の攻撃で破壊されると言いますが、免疫細胞の武器となるのが活性酸素です。

血液中でダブついたブドウ糖は、全身をめぐって、毛細血管や神経、臓器を冒します。この時も局所で活性酸素が発生し、組織を傷つけています。網膜症、腎症、神経障害などの合併症は、全て活性酸素が組織を傷つけることで起きているというのです。

発症のきっかけから悪化、合併症の進行まで、あらゆる場面で活性酸素が原因となっているのです。

体内には活性酸素に対抗する酵素があり、これが酸化を防ぐ役割をしていますが、活性酸素が多すぎるとうまくいきません。われわれが呼吸する酸素のうち2～3％は活性酸素になると言われていますが、他にも紫外線、ストレス、タバコ、放射線、ウィルス、化学物質などが活性酸素を増加させています。いかにして活性酸素の発生を減らし、全身の細胞の酸化を防ぐか。それが糖尿病の発生から進行を食い止める要因になると言っても過言ではないでしょう。

チエニーの強力な抗酸化作用を証明

これまでの研究で、チエニーには強い抗酸化作用があることがわかりました。その研究実験を紹介しましょう。

2000年3月、富山医科薬科大学（現・富山大学）和漢薬研究所で、天然の植物

活性酸素消去作用の比較

	IC50	比　較
チエニー	9.22	100%
フランス海岸松	10.61	87%
タベブイア・アベラネダエ	23.00	40%

※IC50とは、100ある活性酸素を50%消去するのに、どれくらいのエキスが必要かを示し、数値が小さいほど活性酸素消去作用が強いことを意味します。

由来であり、抗酸化作用が強いとされる物質の比較実験が行われました。研究に当たったのは同大学の門田重利教授です。

たくさんの候補の中から、抗酸化物質としてよく知られたフランス海岸松（ピクノジェノール）、タベブイア・アベラネダエ（アマゾン原産の樹木）、そしてチエニーの3つが研究対象として選ばれました。いずれも樹木の幹、あるいは樹皮であるところは興味深いです。

実験はＩＣ50といい「それぞれの素材が、実験用の活性酸素を50％消去するのに、どのくらいのエキス量が必要か」を比較します。ＩＣ50の数値が小さいほど、活性酸素消去作用が強いことを意味します。

結果はチエニーが9・22、フランス海岸松10・61、タベブイア・アベラネダエが23・00。つまりチエニーが最も活性酸素除去作用、抗酸化作用が強いことがわかりました。チエニーは、フランス海岸松の1・15倍、タベブイア・アベラネダエの2・5倍の抗酸化作用があったのです。この研究成果は、日本におけるチエニー研究の礎となりました。

フリーラジカルの除去作用を比較実験

もうひとつチエニーの抗酸化作用を調べた実験をご紹介しましょう。チエニーのフリーラジカル除去作用の比較実験です。

フリーラジカルとは活性酸素の一種で、物質としてはアルコキシロラジカル、スーパーオキシドなどがそれにあたります。活性酸素の仲間でフリーラジカルでないものも多数存在し、物質としてはオゾン、次亜塩素酸、過酸化水素などがそれにあたります。オゾンは大気中に存在するオゾンですし、次亜塩素酸は漂白剤の成分ですので、このあたりは比較的身近な物質です。

フリーラジカルと、フリーラジカルでない活性酸素とを比べると、フリーラジカルの方が総じて酸化力が強く、影響も大きいと考えていいでしょう。

さてこの実験では、チエニーの抽出液の比較をしますが、何で抽出したものが最も抗酸化作用が強いか、というものです。

方法はＤＰＰＨ（※）メタノール溶液に、チエニーの抽出物を入れ、室温で30分放置した後、ＤＰＰＨがどの程度変化したかを測定します。チエニーは、水抽出、メタノールと水抽出、メタノール抽出、酢酸エチル可溶画分（細胞を破砕し、酢酸エチルに溶かした部分）とします。

結果、チエニーの成分はすべてフリーラジカル消去活性があり、中でも酢酸エチルで溶かしたものが最も高い消去活性を示し、抗酸化作用が強いことがわかりました。このことは、今後チエニーを活用するにあたり有益な実験だと言えます。

これらのことからチエニーは、人体において、様々なフリーラジカル、あるいは活性酸素を除去し、糖尿病などの生活習慣病の予防や改善に有効であることがわかりました。

（※）ＤＰＰＨとは安定した性質を持つ人工的なフリーラジカル試験物質

糖尿病を改善し物忘れや認知症を防ぐ

また新たな知見として、チエニーはアルツハイマー型認知症の予防にも役立つことが明らかになりました。糖尿病は認知症の大きなリスク要因です。糖尿病の患者さんは、早い時期から認知症に備え、脳の機能をいきいきと保つためにチエニーを活用することが勧められます。

糖尿病からアルツハイマー型認知症が引き起こされる理由は、血液中に糖がだぶつき、全身の血管や神経の正常な代謝を妨げることにあります。脳の神経細胞の周辺には、タウやアミロイドβと呼ばれるたんぱく質の老廃物が徐々に蓄積。その結果、神経細胞は死滅していき、記憶力や集中力が低下してしまうのです。

「財布やカギをどこに置いたかおぼえていない」「人の名前がすぐに思い出せない」「会話に詰まってアレソレでごまかすことが多い」といった物忘れは、年齢とともにある程度増えてくるものです。

そうした物忘れの中に、実は認知症の前兆である病的なものも多々隠れており、単に老化のせいと軽視するわけにはいきません。放置すれば物忘れがますますひどくなり、アルツハイマー型認知症に進む恐れも十分あるといえるでしょう。

そこで、物忘れや認知症を防ぐために味方となるのが、今回ご紹介しているチエニーです。（次ページの図参照）

物忘れ・認知症を防ぐチエニーの作用

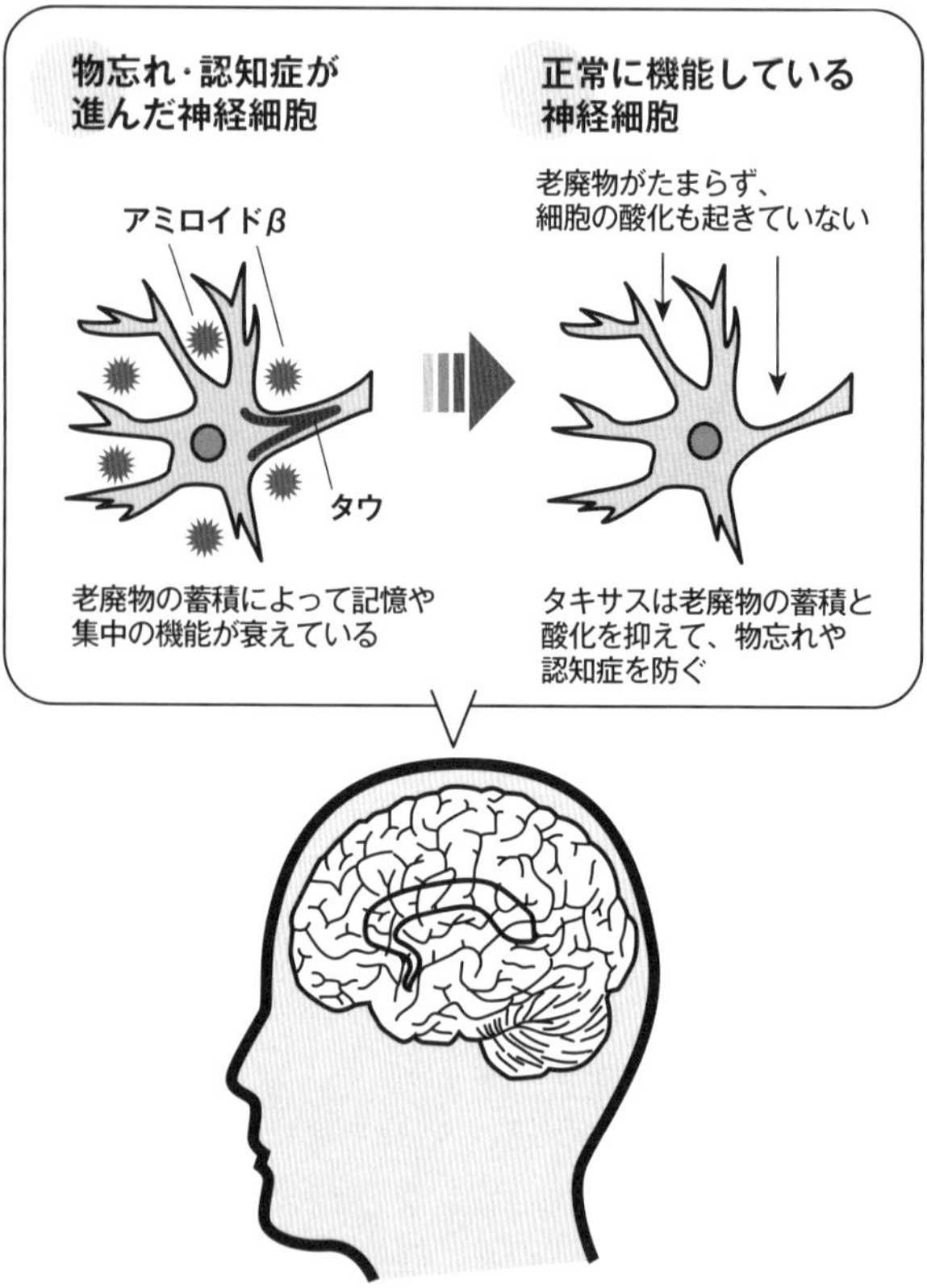
物忘れ・認知症が
進んだ神経細胞
アミロイドβ
タウ
老廃物の蓄積によって記憶や
集中の機能が衰えている
正常に機能している
神経細胞
老廃物がたまらず、
細胞の酸化も起きていない
タキサスは老廃物の蓄積と
酸化を抑えて、物忘れや
認知症を防ぐ

脳の神経細胞にたまる老廃物を抑えつつ、
老化を防ぐ抗酸化作用を発揮するチエニー。
この２大作用が脳の機能を守る。

脳の神経細胞をクリーンに保つ

チエニーは以下の二つの作用によって、脳の正常な機能を維持すると考えられています。

①脳の神経細胞にたまる老廃物を抑える

北里大学の研究により、チエニーにはタウのリン酸化を抑える作用があることがわかりました。リン酸化とは、脳内にあるタンパク質のタウが、老廃物になって蓄積する現象のこと。チエニーはこのリン酸化を抑えて脳の神経細胞をクリーンな状態に保つわけです。現在、こうした作用が確認されている天然成分は、チエニー以外にはありません。

②神経細胞を老化させる活性酸素を消去する

抗酸化作用とは、脳内で発生する活性酸素を消去する働きのこと。活性酸素によって脳の神経細胞の老化（サビついて老化する）が進むと、老廃物であるアミロイドβがたまりやすくなるのです。

前述の富山大学での活性酸素消去作用の実験結果で明らかになったように、チエニーにはフランス海岸松の1・15倍、タベブイア・アベラネダエの2・5倍の抗酸化作用があります。

このすぐれた抗酸化作用によって脳内の活性酸素が消去されれば、アミロイドβの蓄積も減少。神経細胞の老化が抑えられて、年齢を重ねても正常な機能が長く保たれます。

チエニーを摂って血糖値が正常化したり、物忘れが大幅に減ったという声は、現在全国から寄せられています。さらに、認知症のみならず、パーキンソン病など脳の難病の改善例も報告されており、チエニーの評価は幅広く高まっています。

パーキンソン病など脳の神経疾患の克服にも有望

最近の研究で、チエニーには、認知症以外の脳の神経疾患を快復させる可能性があることがわかってきました。そのことを示唆するのが次の実験です。

運動にかかわる神経障害から起きるパーキンソン病と、小脳の神経障害による脊髄小脳変性症の患者計8人がチエニーを摂取したところ、7人に改善傾向がみられました。特にパーキンソン病の患者に関しては、次のように身体症状が変化したと報告されています。

・座っている時の姿勢保持が困難な状態が改善
・杖を突いてようやく歩ける状態から、普通に笑顔で歩行できるようになった。
・全身の動かしにくさが改善した。

科学的根拠（EBM）に基づくチエニー研究のネットワーク

前述の富山医科薬科大学（現・富山大学）での活性酸素消去作用の実験結果をきっかけとして、国内で、本格的なチエニーの研究が始まりました。

この研究に参加したのは北里大学、富山医科薬科大学（現・富山大学）、金沢医科大学、神戸薬科大学、茨城キリスト教大学、静岡がんセンター、（財）化学療法研究所付属病院、東京山王病院、長春中医薬大学などの医学薬学の医師、研究者たちです。

こうした医学薬学の専門家たちが、チエニーにはどんな薬理効果があるのか、どのようなメカニズムで効果を発揮するのか（作用機序）を、それぞれの専門分野で研究を重ね、研究成果は国内外の学会で発表されています。研究成果は共有され、さらなる研究へと発展を続けています。

２００４年には、金沢医科大学にチエニーを専門に研究する「チエニー研究部門」

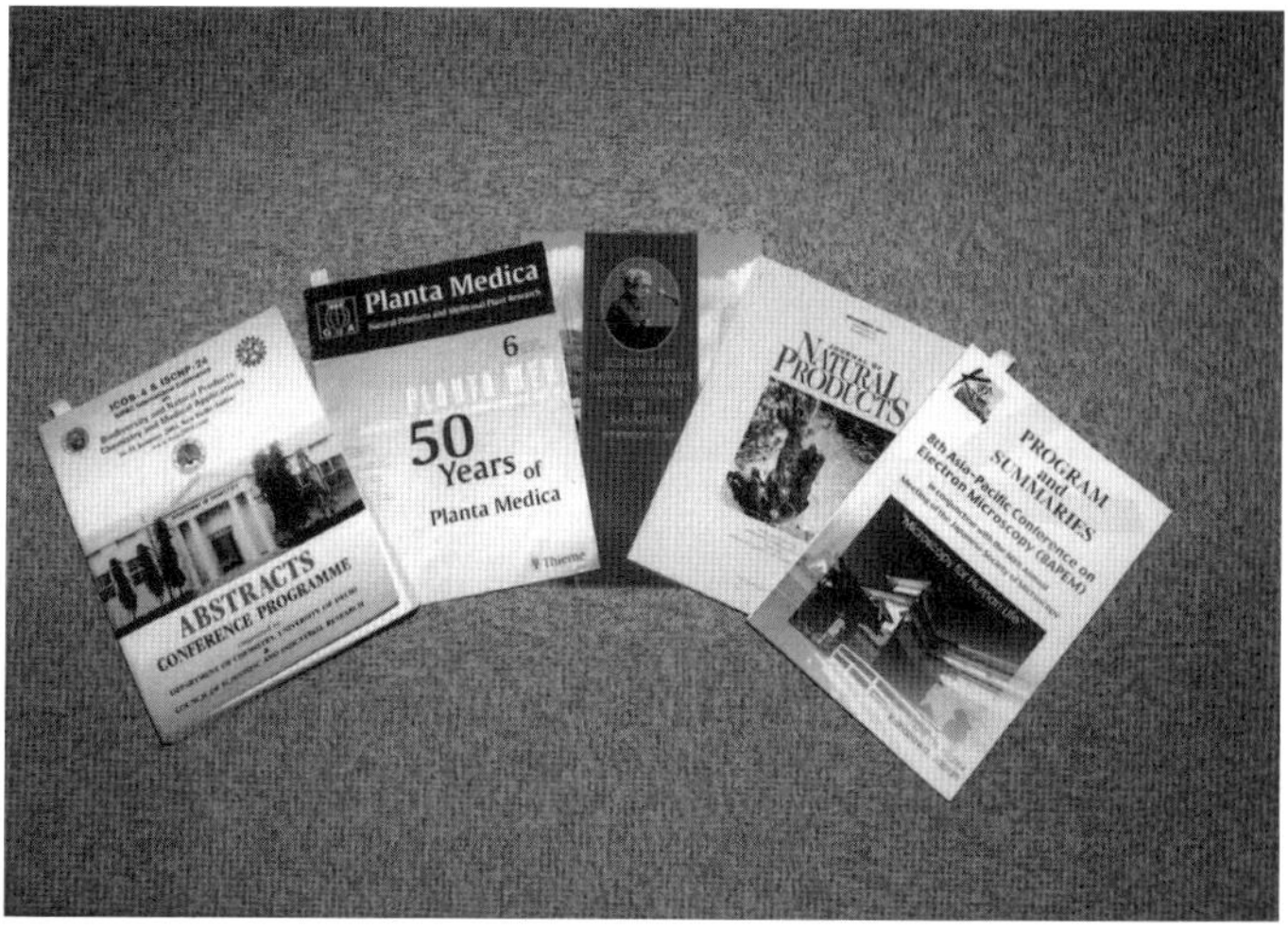

が設立されました。また、2007年には北里大学に、2018年には岐阜大学にもこのような研究部門が新設されました。これまでも医学薬学系の大学に漢方や東洋医学の研究講座が設けられることはありましたが、ひとつの植物に特化した講座が開かれるのは画期的なことです。

安全性試験をクリアしたチエニー製品

チエニーがいかに糖尿病に効果のある物質だとしても、毒性があっては服用を勧めることはできません。

チエニーはもともとイチイという植物の一種であり、イチイ科の樹木は樹皮、枝、幹、葉、種にいたるまでアルカロイド系の毒を持っています。毒がないのは赤い実の部分だけです。したがってチエニーを漢方薬やサプリメントにする場合は、この毒性を取り除く加工がほどこされています。（抗がん剤のタキソールは、逆にこの有毒性ががんを殺す）。

サプリメントに加工されたチエニーは、日本や本国である中国で、安全性に関する試験を繰り返し行っているので、全く問題ありません。

日本食品分析センターで行われたチエニー（サプリメント）の毒性試験の結果は、全く問題なしで、「２０００mg／kg摂取しても毒性は認められない」というものでした。「2000㎎／kg摂取」というのは、人間の体重1kgあたり2000㎎摂取という意味ですので、体重50kgの人なら2g×50＝100gです。チエニーのサプリメントを1粒250㎎として計算すると400粒にあたります。400粒を一回に摂取することは事実上ありえないでしょうから、まず無害と考えていいでしょう。

毒と薬の境目を見極め、研究し、活用するのが人間の英知です。チエニーの薬理効果もまた、人間が発見し英知を使って研究し手に入れたものなのです。

第5章

糖尿病を克服した症例

様々な症例を取材・執筆するにあたり

～事実のみを記載～

今回、糖尿病とその合併症、あるいはそれ以外の症状改善のためにチエニーを飲用しておられる方たちに取材し、貴重なお話をうかがうことができました。まずは取材に応じて頂いた方たちに心よりお礼を申し上げます。

本章の内容に関してお断りしたいのは、いずれのお話も、ご本人、あるいはご本人のご家族から直接お聞きした、あるいは手紙などでご提供頂いた事実のみを記述したということです。一切誇張することなく、ありのままのお話を文章化しております。

長く詳しく話して下さった方もいれば、ごく短時間しかお話をうかがえなかった方もおられます。中には、あまり話したくない、聞かれたくないという方に、少し無理をお願いして聞けたお話もあります。

健康や身体に関すること、特に病気の話というのは、きわめて個人的でデリケートな問題です。それを面識もない赤の他人が「教えてくれ」「聞かせてくれ」というのですから、拒否されてもしかたのないことです。そうした中で話をして下さった方たちですので、ご本人が話していないことは書くべきでないと考えます。数ページにわたる詳しい体験談もあれば、数行しかない短い話もあるのはそうした経緯があるからです。

記載についてはご本人の承諾を基本として、プライバシーをふまえ、多くは都道府県、年代、性別のみの記載になっています。

症例 1

ヘモグロビン値が3ヶ月で正常範囲に。中性脂肪もコレステロールも安定

石川県　田島 静江さん（仮名）　70代

私は40代から血圧が高く、血圧を下げる薬を飲んでいて、3ヶ月に1回は血圧だけでなく血液検査を受けていました。健康には気を付けておりましたが、今から6年前に病院で「血糖値が高めなのできちんと検査を受けましょう」と言われ、検査したところ、糖尿病という診断が下りました。血糖値は忘れましたが、ヘモグロビンA1cは8・5（基準値5・9以下）でした。自覚症状は全くありませんでした。すぐ血糖降下剤が処方され、同時に食事療法がスタートしました。当時体重が96キロ以上あって食事制限はきつかったです。1日の総摂取量が1590kカロリーでした。炭水化物は極力食べないように、間食もなるべく食べないようにしてがんばりました。現在73キロまで落としたので20キロ以上減量したことになりますね。

チエニーのことは、主人が買ってきてくれた本で知りました。初めは不安でしたが、高価なものでもあり、効くかもしれないという気持ちもありました。最初はチエニー18粒でのスタートです。飲み続けたところヘモグロビンA1cが、2ヶ月で6・9、3ヶ月で基準値内の5・8になったんです。驚きました。血糖降下剤や食事療法も続けていましたが、私はチエニーが効いてくれたと思っています。

糖尿病が落ち着いたので、その後はチエニーの量を少しずつ減らしました。それでも血糖値もヘモグロビンA1cも基準値内です。うれしいことに中性脂肪やコレステロールなど他の数値も正常値になったんですよ。

チエニーを飲み始めて6年になりますが、血糖値は120前後。ヘモグロビンA1cは5・4くらいと基準値内をキープしています。チエニーは1日8粒で続けています。ずっと体調がよく、検査数値も全て正常です。

最近猛威をふるっている新型コロナウイルス感染症は、糖尿病などの持病があると感染後、悪化しやすいそうです。私も買い物以外はなるべく外出しないようにしております。チエニーは免疫力を上げるそうなので、その点は心強いです。

症例
2

回復しないはずの黄斑変性症が回復。ほとんど見えなかった左目の視力が戻って本当にうれしい

愛知県　玉川 里子さん（仮名）　92歳

糖尿病と診断された時のヘモグロビンA1cは7・5でした。血糖値はそれほど高くなかったと思います。普通はそこで血糖降下剤なのでしょうが、私は薬はいやだったんです。友人がやはり糖尿病で薬を飲んでいて、その副作用を知っていたから。なんとか薬を使わずに改善したかったんです。他に何かいい方法はないかと思って調べていると、チエニーの本と巡り会いました。

本を読んで納得し、さっそく取り寄せて飲み始めたところ、ヘモグロビンA1cが少しずつ下がっていきました。2021年2月は6・8（基準値5・9以下）でした。6・3の時もあり、さらに下がりそうです。基準値（5・9以下）目前です。きっとチエニーは私には合っていたんでしょうね。

驚いたのが、加齢性黄斑変性症でほとんど見えなかった左目が回復してきたことです。この病気は、発見後すぐ治療すれば視力は維持できる可能性があるそうですが、発見時より回復することはないと言われています。私の場合、発見時すでに左目は失明寸前で、ほぼ見えない状態でした。ところがチエニーを飲み始めてしばらくすると、もののかたちが見え始め、色もわかるようになってきたんです。視力を計ったら0・07だったのが0・1になっており、主治医もびっくりしていました。

体力もついてきました。疲れ方が違うんです。今、体操教室に通っていますが、片足立ちができるようになりました。終わって帰ってきても疲れはほとんど感じません。本当に体調がいい。これは自分でも驚いています。

糖尿病には関係ないでしょうが、私にはガングリオンという持病があります。足の関節に体液が溜まってコブのように腫れるので、定期的に注射で体液を抜いてもらっています。一度手術しましたが再発していました。ところがチエニーを飲み始めたら、これも治ってしまったんです。これも驚きました。チエニーのおかげで、色々困っていた健康問題が改善しています。本当にうれしいです。

症例 3

血糖値330！からの大逆転。チエニーを続けるのが最良の道

茨城県　山野辺 文子さん（仮名）　53歳

私が糖尿病になったのは40歳の時です。食事療法と運動に励みましたがうまくいかず、血糖降下剤を飲むようになりました。ところが血糖値は330、ヘモグロビンA1cは9・3。きちんと治療をしてもこうした状態だったのです。

もうインスリンかな、と覚悟していた時、主治医が勧めてくれたのがチエニーです。医師がサプリメントを勧めることがあるんだ、と少々いぶかしがりながら飲み始めたのですが、驚きの結果になりました。

チエニー開始10か月後、血糖値は120、ヘモグロビンA1cは6・8に大改善。その後も結果は改善し続け、ヘモグロビンA1cは6・4まで下がりました。医師は検査結果を確認するたびに「すごいねえ」と驚くことしきりです。

　もちろん糖尿病が治ったわけではないので、食事療法は続けています。時には家族で外食したり、仲の良い友人たちとちょっと居酒屋にいくこともありますが、悪化することはありません。これはやはりチエニーのおかげです。チエニーを続けていくことが最良の道だと言っていいでしょう。

症例 4

主人のヘモグロビンA1cが13から基準値以下の5・8に。骨が見えるほどの壊疽が治り、うつ病も治った。

宮崎県　斎藤　義男さん（仮名）　80代（妻談）

放置した糖尿病、一気に合併症がおそってきた

主人の最初の症状の眼底出血がわかったのは、今から10年程前のことです。幸い治療で治まりましたが、視力は思ったほど回復しませんでした。それから合併症が次々と現れてきたのです。

糖尿病と診断されて30年もたちましたが、自覚症状が全くなかったので、放置していたのがよくなかったのでしょう、一気に合併症が現れたというところです。

6～7年前には腰から下が痛いというので、色々調べてもらったところ、原因は

腰ではなく脳梗塞でした。脳の2箇所の血管が詰まっていたのです。わかったからいいようなものの、あれがどんどん進行していたら動けない体になっていたかもしれません。

合併症が続いたせいか、その後主人はうつ病になってしまいました。何とか仕事には行っていましたが、いつも下を向いて毎日「死にたい、死にたい」と言います。これには家族の方がまいってしまいました。

そんな私を見かねた知人が紹介してくれたのがチエニーです。主人のためによいものは何でも試させてあげたいと思っていた私は、すぐ取り寄せて主人に飲ませました。飲み始めて3日目に変化が訪れました。下ばかり向いて、そばで見ているだけで苦しい状態が伝わってくるようだった主人の目が、その日はイキイキしていつもと全く違っていました。

突然起こった骨が見えるほどの壊疽

元気になった主人と2人で海釣りに出かけたことがあります。さわやかな気持ちで、この調子でよくなってくれればいいと願っていました。

ところが釣りの途中で主人の足に異変が起きたのです。足が紫色に腫れてきて、みるみるうちにパンパンになっていったのです。海水に足をつけた時にバイキンが入ったのかと思い、急いで病院に行かせたところ、糖尿病からくる足壊疽と診断されました。以前から水虫のような症状があったので気になっていましたが、主人は全く自覚症状がないようなので放置していたのがいけなかったのです。

私も病室で見せてもらいましたが、主人の足は変わり果てた姿になっていました。左足の人差し指の第1関節から指先までが腐っており、ピンセットで肉が剥がされ、すっかり骨が見えていました。さらに担当のお医者さんは「左足の親指、人差し指、中指は切断することになるでしょう」と言うのです。

やっとよい兆しが出てきたところなのに。これには私も主人も衝撃を受けました。

足指の肉が盛り上がり数値も正常に

私は何とかして主人の体を治すんだという思いで、前にも増してチエニーを飲んでもらいました。チエニーをお風呂に入れたり、洗面器にお湯で溶いて足をつけさせたりもしました。食生活も完全に見直し、内からも外からもチエニーを吸収するようにしたのです。

するとどうでしょう。しばらくすると骨が見えていた足の指に肉が盛り上がってきて、紫色だった皮膚も肌色になっていきました。

最高334もあった血糖値が150前後に、ヘモグロビンA1cも最高13から5・8と基準値になりました。尿タンパクも出なくなりました。

担当医からは「こんな短期間にここまで良くなったのは奇跡。これからはあなたが主治医ですね」と言われました。

その後、一度なくなった爪も生えてきて、指が元通りになる希望が見えてきました。

食生活の改善など色々努力しましたが、一番よかったのはチエニーだったのではないかという気がしてなりません。

症例 5

チエニーで血糖値も体調も劇的に改善。この調子ならインスリン中止も。

長野県　長橋 亘さん(仮名)　49歳

糖尿病になったのは三十代前半のことでした。その頃の私は仕事の重圧を抱えていて、そのストレスを解消するため、甘いものばかり食べていました。それが引き金になって糖尿病を発症したのだと思います。母親も糖尿病だったので、もっと気をつけるべきでした。

それでも最初のうちは、食事療法と運動療法だけで、血糖値をコントロールできていました。

ところが1~2年前、関東から長野県に引っ越してきてから、どんどん悪化していきました。冬はマイナス15℃にもなる厳しい気候をはじめ、様々なストレスが、糖尿病の悪化に拍車をかけたのだと思います。

そして医師に言われるままに、インスリン注射を受け入れてしまったのです。

今にして思うと、あの段階でインスリン注射が絶対に必要ということはなかったような気がします。

その後、インスリンを打ちながら、民間薬や漢方薬、健康食品、ハーブ、ツボ療法、マッサージなど様々なものを試してみましたが、さして効果はありませんでした。

ところが、3年前にチエニーに出会ってからは劇的に改善しました。

チエニーを飲み始める1ヶ月前の血糖値は351で、ヘモグロビンA1cは11台でした。しかしチエニーを飲んで10日後の検査では、血糖値199、ヘモグロビン

A1cは9・6にまで改善していました。

大変助かったのは、それまで主治医の許可を得られず、なかなか抜歯できなかったのが、チエニーのおかげで血糖値が下がり、トラブルなく抜歯することができたことです。

チエニーを飲み始めてから3年ほどたちますが、最近の血糖値は130台で、調子がよい時は90台のときもありました。ヘモグロビンA1cも7・5〜7・2あたりを推移しています。

またチエニーを飲んで画期的だったのは、インスリンの使用量が減ったことです。それまで1日28単位も打っていたインスリンが、現在は4単位になりました。うまくいけば、インスリンを止めることも可能だと思ってがんばっています。

症例6

血糖値200以上あったのが、3ヶ月で68に！薬を止めています。

福岡県　川口 明さん（仮名）の伯母さま（68歳）

私の義母は胃がんの手術をして、再発防止のためにチエニーを飲んでいます。その母のお見舞いに来てくれた68歳になる伯母は、長年糖尿病をわずらっています。10年間病院に通いましたが、なかなか調子がよくなりません。そこで、健康食品でよくならないかと考えたようで、かなりの健康食品マニアになっていました。これまで糖尿病によいと言われるものは色々試してきたようですが、その伯母がお見舞いに来てくれた時に、「母が飲んでいるチエニーは糖尿病にもいいらしいよ」と言ってすすめてみました。すると伯母は、その話を聞いて、「今までのとは違う気がする」と納得し、すぐに取り寄せて毎日チエニーを飲み始めました。

その後電話で様子を聞いてみると、飲みだして2週間くらいで「尿がきれいで泡だたなくなってきた」と喜んでくれました。1ヶ月ほどして病院で検査を受けたところ、長い間200を超えていた血糖値が、100ちょっとに下がっていたそうです。さらに3ヶ月後の検査では、68に下がり完全に正常になっていたのです。

しかもその頃には、もう1つの持病の喘息発作も全然出なくなっていたので、病院の先生も驚いて、「もう少し様子を見て、調子がよければ薬を止めましょう」と言ったそうです。そして今では、糖尿病の薬を止めることができています。

伯母は自分の病気のことや健康のことについて、かなり詳しく勉強しています。それで、これまでよいと言われる健康食品を摂りながら、食事に気をつけ、軽い運動をしていました。しかし他の健康食品で、ここまで調子がよくなったことはありませんでした。

その後再び電話をすると、「最近になく、すこぶる調子がいい」と言っていますし、「糖尿病だけでなく喘息までよくなるとは……。こんな健康食品はほかにない！」と喜び感謝してくれました。それを聞いて私もうれしくなりました。

後は、義母の体調がよくなるのを祈るばかりです。

症例7

一時はヘモグロビンA1c12、「インスリン治療に…」と診断
食事療法とチエニーでA1c6・5へ。ただし油断大敵

青森県　荒木 洋子さん（仮名）　70代

糖尿病になって10年になります。合併症がこわいことは知っていましたが、最近足と目が悪くなってきて、不安でしかたありませんでした。

2020年1月には足の先が紫色になり、赤黒い湿疹のようなものがポツポツ出てきました。足全体がむくみ靴に入らない状態です。ヘモグロビンA1cは12（基準値5・9以下）になり、病院では「治療はインスリンにした方がいい」と言われました。

ついに来るものが来たかと思い、大きく落ち込みましたが、ひょっとしてこれが効けばと思い、チエニーを飲み始めました。はじめは1日目6粒、2日目9粒、3日目からは倍に増やして18粒。少量で始めましたが、みるみる調子がよくなってき

たので増やしてみました。3日目には紫色だった足の色がだんだんひいてきて、数日で健康な肌色になったんです。もうびっくりです。

そこで一念発起し、自分でもがんばりました。食事は糖質制限。そして運動もしたところへモグロビンA1cは12➡8➡7・1と下がってきました。毎日8時間は必死に働いて体を動かしたところ、ヘモグロビンA1cは6・2まで下がったのです。チエニーを飲むようになってからはおしっこも濁らず、泡も出なくなりました。

実は目も網膜症になってレーザー治療も始めたのですが、チエニーを飲み始めたところ落ち着いてきて経過観察になりました。病院でも、この調子なら薬はいらなくなりそうだと言われました。

もちろん糖尿病は簡単に治らないことは知っています。年末年始ともなるとこのがんばりが続かなくなり、つい食べすぎたりしてしまうのですが、チエニーのおかげで変わってきたと思います。がんばれば結果が出るし、チエニーが支えてくれる気がします。

私は両親が糖尿病でしたので、体質が似たのでしょう。また4年前に夫を亡くし、それから不摂生で体調を崩しました。色々がんばってもうまくいかないので、投げやりになったこともあります。健康法、糖尿病改善法も色々やってみましたが続きませんでした。

けれどもチエニーはこれまで試したものとは全く違います。ここまでいいものはなかったと思います。おかげでがんばることができ、糖尿病も安定するようになったのです。

私の住むところは雪深く、また田舎なので車の運転ができないと足がないのも同然です。網膜症で視力が低下し免許の更新ができなくなったら大変です。きちんとコントロールして合併症を抑えていこうと思っています。チエニーを飲んでいるとそれができるように思います。

症例 8

病院嫌いで治療を受けない夫。壊疽の恐怖をチエニーで克服。少し前向きになってきた？

秋田県　小林 誠さん（仮名）　70代（妻談）

主人は糖尿病です。家族がいくら言ってもきちんと治療をせず、暴飲暴食を繰り返しています。「いつ死んでもいい」と言っており、本当に困っています。長い間検査も受けていないので血糖値もわかりません。

しかし2017年3月、足の皮膚が紫色になり、皮がむけてきたのです。これは壊疽ではないか、足を切断することにでもなったらどうしようと思い、病院を受診するよう促しても全く取り合ってくれません。

私も糖尿病でチエニーを飲んでいたので、それを主人に飲ませてみました。状態がよくないので多めに1日36粒。これを続けてもらいました。あんなに病院を嫌がるのに、チエニーは嫌がらず飲んでくれてよかったと思います。

それから数日して、紫色だったところがカサブタになり、はがれるとちゃんときれいな肌色になっていたのです。ほっと胸をなでおろしました。

そういうわけで主人の糖尿病はチエニーだけが頼りです。その後もチエニーを続けて飲んでいたら、足の腫れや手のむくみも治まってきました。体をかゆがっていたのも落ち着いてきました。

それでも主人は食事に関しては全く我慢をせず、暴飲暴食を続けています。日中だけでなく夜中に起きて食べているので、どうしようもありません。それでもチエニーのおかげで血糖値も下がり、体調もいいようです。

チエニーがなかったら、主人は今頃どうなっていたかと思います。主人は糖尿病だけではなく心臓もよくありません。でも、この調子で回復すればと、今では希望を持てるようになりました。

症例
9

ヘモグロビンA1cが微妙に上下。糖尿病予防にチエニーが効いた！

福井県　堂本 勉さん（仮名）　60代

年齢や生活習慣のためだと思いますが、私も血糖値が心配な年代になってきました。２０１７年頃からヘモグロビンＡ１ｃが上がり気味で、高い時で６・５ありました。基準値は５・９以下であり、６・５以上だと糖尿病の可能性が高いため、非常に微妙な状態でした。

糖尿病に限らず病気は予防が一番大事です。さっそくチエニーを取り寄せて一日６粒（朝２・昼２・夜２）で飲み始めました。運動もしたいのですが、自宅で母親（90歳）の介護をしているので外出もままなりません。運動不足も健康にはよくありませんよね。

チエニーを飲み始めて半年。ヘモグロビンＡ１ｃは６・３と少し下がりました。

ここががんばりどころかと思い、時間をやりくりしてウォーキングを始めました。チエニーを飲み始めて3年。体調はすこぶるよく、糖尿病も防いでいます。はじめは「効くのかな、どうかな」くらいでしたが、効いた、とてもよいものだ、と感じています。最近は医者にも勧めているくらいです。年を取ると加齢でからだのあちこちがガタがきますが、そこは前もって予防するに限ります。

症例10

糖尿病ばかりか腰痛、便秘、視力低下……。病気の問屋かという体が全て良好に。愛犬も若返ったかのように元気できれいに

群馬県　遠藤 祥子さん（仮名）　60代

7年前の私は、糖尿病だけでなく腰痛、ひざ痛、便秘、不眠症、高血圧、視力低下と山のように不調があり、まるで病気の問屋でした。ところがチエニーを飲み始めてからは、まず腰痛が軽くなり、体の節々の痛みがなくなりました。劇的によく

なったと言っていいと思います。視力も回復し、便秘も改善したのです。よくなったところを並べていくと嘘のようですが、本当なのです。自分でも不思議でなりません。

こうした不調は、全て糖尿病の合併症やその周辺症状なのかもしれません。血糖値が安定することで、痛みや不調がなくなってきたのかもしれませんね。痛みは関節が原因ではなく、いわゆる神経症状というものだったのでしょう。

調子が良くなるとやる気が出るもので、食事療法も頑張れるようになりました。炭水化物（ごはん）を減らして、魚、野菜、食物繊維をたくさん食べるようにしています。およばれでご馳走を食べることもありますが、そんな時は家での食事を減らしています。

糖尿病も、もとをただせば暴飲暴食に原因があります。チエニーを飲み始めて、少しずつ体がよくなっていくのがわかります。今までどんなサプリメントを飲んでもよくならなかったのに、チエニーは本当にいいのです。

病院を受診して血液検査をしたところ、主治医が「（数字の上では）どこも悪いところがない。何かしているの？」と聞いてきました。「あるサプリメントを飲んでいます」と答えると本当に驚いているようでした。

糖尿病もそうですが、私は20代の頃から風邪をひきやすい、体がだるい、便秘がち、あちこちが痛いなど常に体のどこかが調子が悪い人間でした。それが今ごろこんなに調子がよくなって、家事も楽々こなせています。もっと早くからチエニーを知りえていればと思います。

ただ私は運動は大嫌いで何もしていません。にもかかわらずやせて体が引き締まり、顔色もよくなり、周りからは「どうしたの？若くなったね」と聞かれるんです。恥ずかしながら主人にも「きれいになった」と言われました。

私が試してこんなに調子がよくなったので、主人にもチエニーを飲んでもらうことにしました。主人も検診で血糖値、血圧やコレステロールが高めです。薬を飲むほどではないようです。

チエニーを飲み始めると、まずジージーとうるさかった耳鳴りがよくなったそうです。体調もどんどんよくなり、大いに期待がもてます。

私と主人が元気になっただけではありません。実は愛犬のゴールデンリトリバーも、チエニーのおかげでとても元気になったんです。

愛犬は腫瘍ができて手術をしました。犬はがんになりやすいのです。何とか助けてやりたい、元気になってほしい一心で、餌に朝・晩チエニーを混ぜて飲ませてみました。するとどうでしょう。どんどん元気になって、目やにもなくなり毛並みもフサフサ。若返ったという感じです。病院の薬は切れていましたが、チエニーだけでいいようです。主人は「おったまげたなあ、犬にも効くんだ」とびっくりしております。

ちょっと気になることと言えば、一度か二度、好転反応のようなことがありました。かゆみのある湿疹が出たんです。何日かで収まって、それからはずっと調子がいいです。悪いものがどっと出て行ったのではないでしょうか。

このように私たち夫婦、そして愛犬も、チエニーのおかげですっかり元気になり、若返ったのです。チエニーなしでは今の状態はありえません。今では糖尿病の薬の処方もなしになったんですよ。

症例
11

まさかのインスリン中止ができた。体調も万全に

神奈川県　福原 敬三さん（仮名）80歳

２０１４年頃、私の血糖値は１００〜２００という状態でした。インスリン注射をしていましたが血糖値は不安定で、何かよいものはないかと探してチエニーに出会いました。ただ果たしてよいものか、あるいはそうでないかわからなかったので、はじめは１日６粒ずつ、次に９粒ずつ飲み始めました。

するとチエニーを飲み始めて20日ほどで血糖値が下がってきたのです。わずか20日ですのでたまたまかと思いましたが、それからは安定した状態になり、半年するとヘモグロビンA１cも９・０から６・５になりました。

担当医が驚いて「この状態ならインスリンを減らすか、うまくいけば止めることもできる」とのことです。コントロールは大変かもしれませんが、医者の言う通り

インスリンをやめることにしました。

それからはチエニーを飲んで食事療法をがんばっていました。が、ある時、ひょっとして何もなくても大丈夫ではないかと魔が差してチエニーも止めてみたことがあります。すると間もなく血糖値が上がり、目の調子が悪くなってきたのです。やっぱり自分にはチエニーが必要だと思い、すぐに再開しました。これはずっと続けた方がいいと真剣に思いました。

その後はずっと安定しています。大動脈瘤のカテーテル手術を受けたところ、ヘモグロビンA1cがちょっと上がったことがありますが、これは手術前から分かっていたことで、その後はちゃんと元に戻りました。

まさかインスリンをやめられるとは思いませんでした。医者も周りもかなり驚いています。チエニーに感謝です。調子がいいのでお酒を飲みたいと思って担当医に聞いたところ、焼酎を勧められました。糖質が低いからでしょうが、個人的においしいとは思わないので、ちょっと保留です。

私も80歳になり、娘に免許の返納を勧められたりと心配ごともありますが、電気自動車に買い替えたばかりです。もう少し運転は続けたいのです。ボケ防止にパソコンを始め頑張っています。

でもチエニーのおかげでインスリンなしでも元気に暮らしているのです。ありがたいと思っています。

症例
12

飲用20日で血糖値が330㎎／dℓから150㎎／dℓへ。自慢の喉をまた披露できるよう、はりきっています

北海道　中村 治信さん（仮名）　70代

30歳ごろから糖尿病を患っています。母や伯母も糖尿病だったので家系なのだと思います。40年の闘病生活の中には入院もありました。

これまで食事療法や運動療法はしっかりやってきたつもりです。特に食事は栄養士に療法食の献立を作ってもらい、摂取カロリーを守って1日3回きちんと食べています。インスリンは朝は7単位、夜は4単位です。にもかかわらず、2014年の初めには血糖値が338という状態で、いくらがんばっても下がりません。療法食を続ける以上、ご馳走は食べられず、趣味の旅行も楽しくありません。

知り合いにやはり糖尿病の人がいて、その人は足を切断しています。いつか私もそうなるのかと思うと恐ろしくてたまりませんでした。

チエニーを飲み始めたのが２０１４年３月27日です。それから１ヶ月もしないうちに体調がすっかりよくなり、散歩しても疲れなくなりました。家内とおしゃべりしていても、体調が悪いときは気持ちもトゲトゲしくなり、すぐケンカになっていましたが、チエニーを飲むようになってからは穏やかな気持ちでいられます。

飲み始めて約20日で、３３０を超えていた血糖値は１５０になりました。これはすごい。本当に驚いています。

チエニーで血糖値が下がってからというもの、もうひとつの趣味のカラオケも楽しくなりました。これでも以前は人に頼まれて、お客さんが５００人くらいいる舞台に立ったこともあるんですよ。今後はそうした機会に堂々と歌を披露できるようにと、はりきっています。

症例
13

血糖値が下がった私を見て、妻も飲みはじめた

茨城県　原口 雄一さん（仮名）60代

私は糖尿病で、ふだんの血糖値は150mg／dℓ～170mg／dℓくらいです。それがチエニーを飲んだところ、1ヶ月で100mg／dℓ～110mg／dℓまで下がったのです。1日18粒飲みました。こんなに下がって低血糖にならないでしょうか。問い合わせたところ、「チエニーは薬ではないので、低血糖を起こすような副作用はなく、血糖値をちょうど良い状態にしてくれるそうです」とのこと。それに100mg／dℓ～110mg／dℓなら基準値です。素直に喜んでいいのですが、血糖値が高いことになれていたので驚きました。

そんな様子を見ていた妻が、チエニーはリウマチにもいい（妻はリウマチ）らしいと言って自分が飲み始めたのです。1日3粒ずつ飲むと、足の痛みが軽くなったといって喜んでいます。今後も夫婦で続けていこうと思っています。

症例14

1ヶ月で血糖値が400から171に。A1cが12・0から10・2に

神奈川県　岩崎 律子さん（仮名）55歳

血糖値の高いことを知ったのは、今から10年ほど前、良性の脳腫瘍を手術した時でした。その時の血糖値は正常と糖尿病の境界線でしたが、入院中は糖尿病食が提供されていました。しかし母親も血糖値が高かったので遺伝的なものかなと思い、また自覚症状もこれといってなかったので、あまり気にもとめずに過ごしていました。

その後（今から7年前）脳腫瘍の再発予防の治療とともに、糖尿病の治療も受けていました。病院からは食事療法、運動療法がすすめられ、実行はしていましたが、数値は思うように下がりませんでした。

今年2月の検査では、血糖値400、ヘモグロビンA1cは12・0を示していました。疲れると目がかすんできて、これからどうなるんだろうと不安を抱いていた

そんな時に、友人からチエニーをすすめられました。

4月の始め頃から飲み始めましたが、症状が重いので量を増やして飲み続けました。5月半ばの市の健康診断で、血糖値、171、ヘモグロビンA1cは10・0に下がっていました。長年苦しんだにもかかわらず、チエニーを飲んだら、わずか1ヶ月ちょっとで下がったことに本当に驚きました。

最近は日のかすみもずっと楽になり、チエニーの効果を実感しています。さらに数値が下がることを期待しつつ、毎日チエニーを飲んでいます。チエニーに出会えたことを本当にうれしく思います。

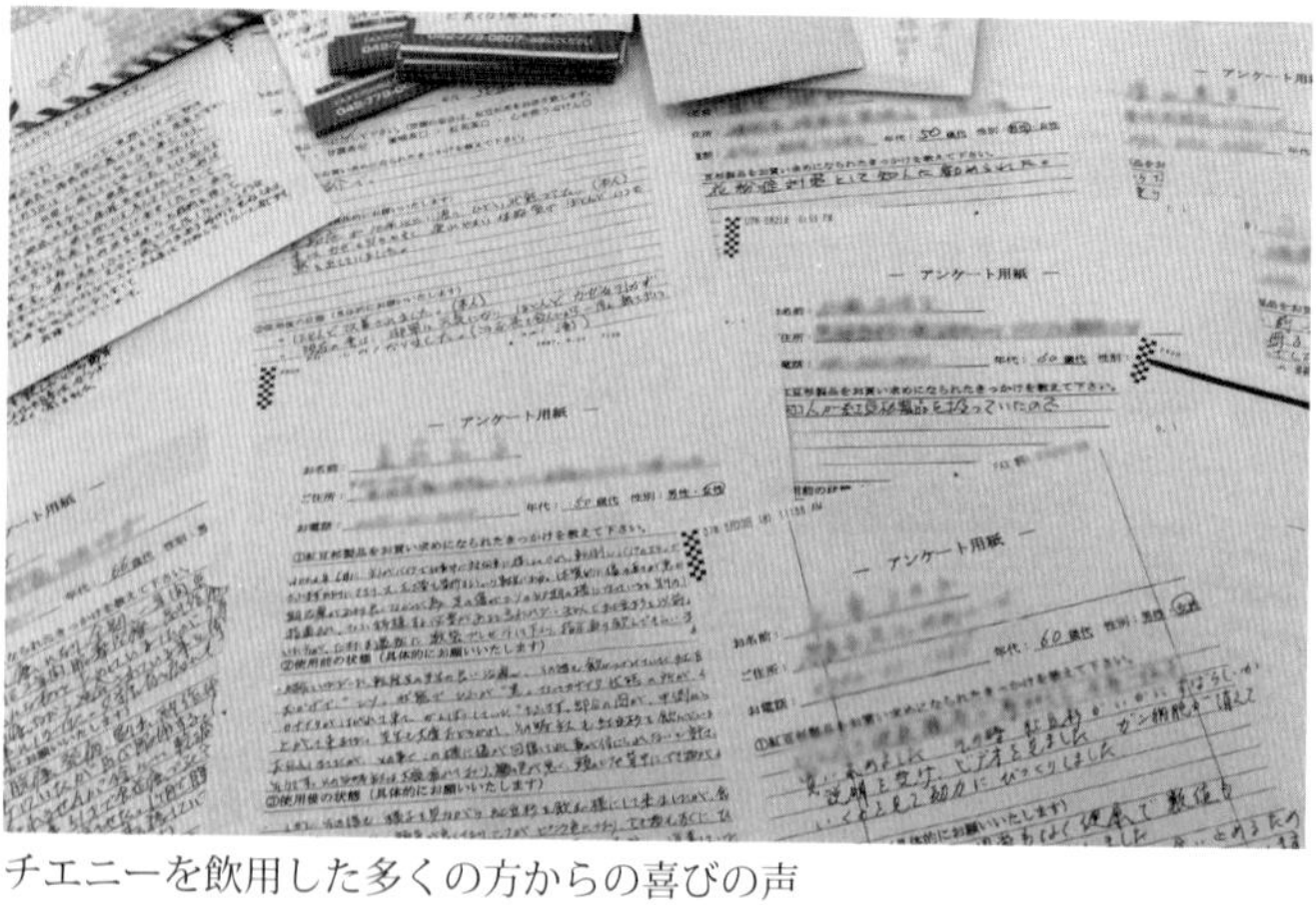

チエニーを飲用した多くの方からの喜びの声

症例
15

一病息災で体調は安定。ずっと変わらず元気なのはチエニーのおかげ？

静岡県　馬場 典子さん（仮名） 89歳（夫談）

妻が糖尿病で長く患っております。６年前からチエニーを飲み始め、ずっと安定しております。心配していた合併症も問題なく、むしろ６年前より体調がよいくらいです。

最近はチエニーを毎日10粒くらい飲んでいます。検査結果や体調で数を増減してもいいそうですが、安定しているのでほぼ10粒という感じです。６年続けてこれだけ安定しているので、チエニーはやはりよいものだと思います。

がんや肝炎、認知症などにも高い有効性

本来糖尿病の生薬であるチエニーは、すでに多くの糖尿病の患者さんの助けになっているようです。その効果は血糖値を下げるだけでなく、網膜症、腎症、血流障害、神経障害、高血圧など様々な合併症を改善しています。

実際に試している方の話では、チエニーは、糖尿病の有無にかかわらず、肝炎や腎臓疾患、高血圧などに対する高い効果があるため、多くの方たちに愛用されています。

また最近の研究では、糖尿病があると、そうでない人より高い確率でがんになりやすいことがわかっています。がんに関してはチエニー由来の抗がん剤タキソールが臨床の第一線で使用されていることでもわかるように、チエニーそのものもがんに対して高い有効性があることが多くの研究で証明されています。

さらに、第4章で触れたとおり、北里大学や富山大学での研究で、脳の神経細胞にたまる老廃物を抑える作用や神経細胞を老化させる活性酸素を消去する作用が確認されたことによって、チエニーの評価はますます高まっており、使用される範囲が広がりつつあります。

がん症例 1

がんの再発予防、脳梗塞や心臓病も克服。チエニーは健康と体力の源

愛知県　下園 祐さん（仮名）76歳

ここ数年は、様々な大病との闘いの連続でした。まず脳梗塞（右脳）で倒れて手術、その後心臓にも異常があって手術。その後大腸がんです。随分大病が重なってしまいました。

がんは自覚症状のないケースが多いようですが、私の場合は色々ありました。トイレの回数が不安定で、日によっては何回もトイレに行くこともありました。心臓病の後には血便もあり、まずいなと思って検査を受けたところ大腸がんです。2019年7月でした。ショックではありましたが、いくつかの病気治療が続いていたので、手術などの治療も連携がうまくいき、いずれの術後の回復も順調だったのはよかったと思います。

ただがんは再発がこわいので、私なりに色々努力をしております。例えば毎日のウォーキング（30分）、食事では青魚を食べる、ビタミン剤の摂取などです。がんの本も何冊か読みましたが、その中でチエニーについて書かれたものがあり、興味を持ちました。読み進むと私のようながんの再発予防に向いていると感じ、さっそくチエニーを取り寄せて飲み始めました。最初は18粒からスタートしました。

それがよかったのだと思います。その後の検査は良好になり、（大腸がんの有無や進行具合をはかる）CEAは基準値にずっと収まっています。

CEA　2019年8月22日　5・5　→　2019年10月31日　3・1
→　2020年4月2日　2・9　→　2020年8月27日　2・4
（基準値5・0以下）

その頃は再発予防のため抗がん剤を飲んでいましたが、検査の結果がとても安定しているので、11月28日以降は「止めていいでしょう」と医師からは言われました。

CTの結果もきれいなものでした。

チエニーのことは相談していません。検査結果がどんどんよくなることに主治医はかなり驚いていたようです。体調もすっかりよくなり、チエニーも粒数を減らしていきましたが全く問題ありませんでした。

ただ不安なこともありました。2021年、検査を受けると胆のうとリンパにポリープがみつかったのです。これにはかなりのダメージです。やっぱりがんは命にかかわる、と悪いことばかり考えましたが、主治医は「良性なので心配ありませんよ。抗がん剤もいりません」。本当に力が抜けるほどほっとして、色々やりたいことを思い出しました。

山に登りたい。目指すのは北アルプスです。槍ヶ岳を北から眺めてみたい。毎日ウォーキングをしているのは、山登りをする体力をつけるためでもあります。乗鞍岳も行きたい。もっと体力をつけて必ず登ろうと思っています。

また脳梗塞で倒れる直前には、焼き物の窯を庭に作っていました。病気で頓挫していたので、これから始めるつもりです。私の住処は、多治見や土岐など焼き物の本場が近く、自分の窯で焼き物を作りたいと楽しみにしておりました。

色々病気をしましたが、これほど早く回復し元気になったのはチエニーのおかげだと思っております。私の健康と体力の源です。これからも粒数を調整しながら、健康維持のために続けていきたいと思います。

がん症例 2

すい臓がん。回復を支えてくれるチエニー。主治医も認める

神奈川県　後藤 文子さん（仮名）　70代

私は2018年にすい臓がんで膵臓の半分を切除しました。以前、脾臓を全摘出しているので、その隣のすい臓に転移したのかもしれません。

すい臓がんといえば、最も難しく助からないがんです。私の場合、あまり進行していなかったようですが、抗がん剤で治療を行い、何か治療の助けになるものはないかと探してチエニーに行きつきました。

自分なりに研究すると、その成分は中国の生薬であり、非常に珍しい植物であることがわかりました。サプリメントの成分もほとんどその生薬そのものでした（混ぜ物がない）。主治医に相談すると、問題ないとのこと。勇気を出して飲んでみることにしました。

抗がん剤治療の副作用は、口内炎、目やに、指先が黒くなる（色素沈着）といったもので、それほどつらくはありませんでした。ただこうした治療中でしたし、以前、薬で蕁麻疹が出たことがあったので、チエニーも少量からスタートです。

その後、検査のたびに生きた心地がしませんでした。結果もよかったり悪かったりで、一喜一憂してしまいます。ただ抗がん剤治療は翌年で終了し、それからは安定しています。

がんは5年、10年たって再発しなければ初めて治癒といえるものですので、私の場合、まだ治ったとは言えません。けれどもすい臓がん、という難しいがんで、こうして元気にしているのです。腫瘍マーカーもずっとよい数値が続くようになりました。チエニーが支えになっているのだと思います。

最近はチエニーの粒数を減らして毎日3粒ですが、とても安心していられます。

がん症例 3

腫瘍が消え肝炎ウィルスも消えた！ 血糖値も下がってきた。体調良好で週2回のグランドゴルフや菜園作りも楽しめる

兵庫県　長谷川 典子さん（仮名） 70代

C型肝炎を長く患っております。2013年6月ごろの肝機能検査の結果が思わしくなく、何かよいものはないかと探してチエニーにめぐり合いました。期待して飲み始めたものの当初はよい結果は得られず、飲み始めて3ヵ月目、検査の数値はALT（GPT）が66から72に上がってしまいました。この頃は1日にチエニーを12粒飲んでいました。

しかし4ヶ月目には数値は61～63に下がり、むくみが軽く感じられるようになりました。医者は「身体はだるくないか」とよく聞いてきましたが、体調はむしろよくなり、グランドゴルフには週2回、家庭菜園も楽しめるほど元気になったのです。これはチエニーのおかげだと思っております。

チエニーを飲み始めて半年後、エコーとCTの検査では、驚くべきことに肝臓にあった腫瘍がきれいになくなっていました！こんなことがあるんですね。不思議なことに肝機能の数値は、再び78～82と上がっているのに、腫瘍は消えてしまったのです。数字は変動するものだというので、数字の上下に一喜一憂しないようにしようと思いました。

ところがその後、数字の変動にまた驚かされることとなりました。腫瘍が消えて2ヵ月後の検査の結果、肝炎ウィルスも検出されなくなったのです。これは数値でわかったことです。インターフェロン治療を勧められていたのですが、受けなくてすみました。回避できたのはチエニーのおかげだと思っています。心から「ありがとう」という気持ちです。

私は肝炎のためにチエニーを飲み始めたのですが、糖尿病にもよいと知り、もっと早くから飲めばよかったと思いました。糖尿病は20年くらい患っていますが、やはり血糖値が下がりました。今もチエニーを飲み続けていますが、これからも継続していこうと思います。

がん症例 4

糖尿病の腎症から人工透析、大腸がん。抗がん剤治療ができなくても体調良好

東京都　58歳　S・Kさん

糖尿病歴は10年以上になります。しかし糖尿病とわかった時には既に目がかすんだり、喉が異常に渇くなど自覚症状があったため、本当はもっと前から発症していたのだと思います。4年前からは腎臓を悪くして人工透析になってしまい、週3回は病院通いです。

こうした病状に追い討ちをかけたのが大腸がんです。もともと便秘症で、糖尿病が原因かと思っておりましたが、まさかと思いました。もう生きる気力も失っていた時、友人に紹介されたのがチエニーでした。

その友人はもう10年もがんと闘っていて、しかも私よりずっとお元気なのです。最近までがんであることなど全く知りませんでした。その元気の理由がチエニーだ

というのですから、さらにびっくりで、真っ暗闇の中に灯りがともったようでした。先日大腸がんの手術を受けましたが、手術前からチエニーを飲んでいたせいか、とても回復が早く、術後の検査ではほとんどの数値が健康と言っていいほどでした。退院後半年すぎました。今のところ再発はなく、血糖値も決して高くありません。ヘモグロビンA1cも多少上下したくらいで全く普通に生活できています。

とはいえ糖尿病、腎症、がんとなると治療も簡単でなく、その都度どれかの薬を止めたり、再開したりということになります。今は再発予防の抗がん剤を止め、腎臓のステロイド治療を開始しました。しかしチエニーを続けていると、できなくなったがん治療の代わりをしてくれるようでとても安心できます。

糖尿病とは一生のつきあいになるでしょうが、がんは必ず治してしまおうと心に決めていますし、チエニーがあれば大丈夫だという気がしてきました。

チエニーは抗がん剤の材料にもなっているのですね。私のように糖尿病とがんの両方にかかっている者にはうってつけです。これからもチエニーを頼みにコツコツ元気を取り戻していく所存です。

認知症例
1

妻を亡くして増えた〝もの忘れ〟が激減！今はスポーツが楽しい充実した生活

山形県　井上正幸さん（仮名）　73歳

女性と違い男は、まさか妻が自分より先に死ぬとは思っていないのではないでしょうか。それだけに妻に先立たれるというのは本当にショックです。

私は60代で妻を亡くし、それ以来ずっとふさぎこんでいました。外出する気にならず、誰かと話したいという気持ちもありませんでした。そして増えたのが〝物忘れ〟です。サイフをどこに置いたのか、カギはどこにあるのか。私は一日中探し物をするようになりました。

そしてついに大失敗をやらかしました。妻の七回忌の引き出物の素麺を、タクシーに忘れてお寺に行ってしまったのです。素麺はあとで見つかりましたが、私は情けなくてさらに落ち込んでしまいました。

そんな私を心配して、亡妻の弟が紹介してくれたのがチエニーです。彼は糖尿病でチエニーを飲んでいたのですが、なんとそれが認知症予防によいというのです。認知症だなんて失礼だと思いましたが、確かに自分の〝物忘れ〟は普通ではありません。70歳を過ぎて、いつそうなってもおかしくないと思い、チエニーを飲んでみました。

すると日に日に意欲が出てきて、買い物に出かけるのが億劫でなくなりました。サイフも忘れなくなり、スーパーのレジでまごまごすることもなくなったのです。そのうち義弟の誘いでパターゴルフにも参加するようになり、これがとても楽しいのです。新しい友人も増え、一緒に食事をしたり、飲み会に参加したりするようになりました。新しい人生が開けた感じです。

もし義弟がチエニーを紹介してくれなかったら、今頃私は正真正銘の認知症になっていたように思います。義弟には本当に感謝しています。そしてチエニーは糖尿病だけでなく認知症予防にもよいとは驚くべきサプリメントだと思います。

認知症例
2

体が動く、散歩も家事も楽しい。パーキンソン病克服へ大きな助け

神奈川県　橋本恵理子さん（仮名）　70歳

まさか私がパーキンソン病になるなんて。

還暦を迎えた私を待っていたのは残酷な病気の宣告でした。

手が震える。足がうまく動かない。特に朝がそうした状態で、しばらくすると動くようになるのですが、それには時間がかかるようになっていきました。病院を受診したところパーキンソン病との診断です。目の前が真っ暗になりました。

薬はありますが、よく効く薬は副作用も強く、吐き気に襲われることもしばしばです。しかたなく弱い薬と低周波治療器によるリハビリを受けていましたが、いずれは寝たきりか、夫に介護してもらうのかと思うと生きているのもつらいほどです。

そのとき夫が勧めてくれたのがチエニーです。抗酸化作用があるサプリメントで、

脳神経の疾患にいいかもしれないというのです。難病のパーキンソン病がサプリメントでどうにかなるのかと思いましたが、夫の気持ちに応えたくて飲み始めました。するとどうでしょう。数日後には体が楽に動くようになってきたのです。以前は朝に薬を飲んでからしばらくしなければ歩くのも困難でした（動き始めれば後はスムーズ）。それが、朝目覚めて普通に起きられるし、着替えもなんとかできます。

そうこうするうち朝食の支度や洗濯などもできるようになり、家事は一通りできる日が増えてきました（調子の悪い日もあります）。夫と散歩に出かけたり、近所に買い物に行ったりも楽しくできます。

はじめはサプリメントなんか、と思っていましたが今は違います。私をパーキンソン病の苦しみから救ってくれたのは、確かにチエニーです。そうとしか考えられません。そして夫です。

完治するとは言い切れませんが、私は確かに元気な頃の体に戻りつつあります。これからは効果的だというリハビリもがんばって、できる限り普通の生活を続けたいと思っています。

様々な症例の取材を終えて

～個人差とその作用、医薬品ではないということの意味～

チエニーを飲用された方たちを取材し、その多彩な作用にあらためて驚かされます。血糖値を下げることだけは共通しており、５００mg／dℓを超える血糖値が２００mg／dℓまで下がった人、３００mg／dℓを超える数値が１５０mg／dℓ以下になった人など、たくさんの人が血糖値が下がったとしています。

しかし飲用する量、効果が出るまでの期間などがバラバラで、とても個人差が大きいのです。それは一概に欠点とはいえず、時間や量が一人ひとりの身体に個々に反応しているように感じます。これが血糖降下剤ならたちまち低血糖を起こしそうですが、そういった副作用は一切ないのです。

チエニーは糖尿病だけでなく肝炎やリウマチ、がんなど多彩な作用があります。体験者の中には肝炎が治り、肝臓にあった腫瘍が消滅した人もおられます。血糖値を下げようとしたら肝炎と肝がんが治ってしまったという例です。

こうした成果はすでに医学研究の対象となっており、様々な研究機関がチエニーの薬理効果を分析しています。医学的な根拠が積み上げられ、多くの人が安心してチエニーを飲めるようになったのはよいことです。

チエニーが既に抗がん剤タキソールになっていることは本書でも触れていますが、今後は他にもチエニー由来の新たな医薬品が誕生するかもしれません。それでもやはり、医薬品でない、植物をそのまま加工したチエニーは、支持され続けるのではないでしょうか。様々な効果があり、かつ副作用がない。一人ひとりの病状に自然となじんで効果を発揮する。そうした性質は医薬品にはないものだからです。

特に完治の難しい糖尿病のような病気には、チエニーがふさわしい。取材すればするほど、糖尿病とチエニーの相性のよさが際立ってくるのです。

第6章

糖尿病を改善するためのQ＆A

Q1 チエニーとはどんなものですか?

A 樹齢3千年を超える不思議な巨木から抽出される物質です。

チエニーとはイチイ科の樹木で、中国南部の雲南省の、南はベトナムやラオスに接する国境に近い地域に自生しています。自生地域は、海抜3000メートル〜4000メートルという高山です。

富士山に登った人ならおわかりでしょうが、通常高い山に高い木は生えません。植物には自生できる環境に限界があり、高さでは海抜2500メートルと言われています。しかしチエニーはその限界をはるかに超え、しかも巨木に成長します。成木になると高さは20メートルを超え、幹の周りは平均して5〜6メートルです。

日本で最も高い富士山より高い地域に、それほどの巨木が生えていること自体不思議です。研究のためにチエニーの自生地を訪れた日本の研究者は、調達した酸素が足りなくなって苦労したそうです。

空から撮影されたチエニーの写真を見ると、真っ白い雲海の中から空を突き刺す勢いで屹立する黒い樹林が見て取れます。まさに仙樹、地元で仙人の木と呼ばれているだけのことはある神秘的な姿です。

イチイ科の木は総じて大木に成長する種ですが、自生環境を考慮すると驚異的だと言えるでしょう。

チエニーはとてもゆっくり成長するのが特徴で、植林して50～60年たっても幹の直径が7～8センチにすぎません。そしてチエニーの樹齢は平均3000年ですので、時間の尺度が人間とは全く異なります。しかも種としてのイチイは2億年前から地球上に自生していたというのですから、恐竜のいた時代も知っている木なのです。

薬効に関しては、かの秦の始皇帝が追い求めた不老長寿の木として知られ、中国では門外不出の宮廷薬でした。最近ようやく植林事業が実を結び、アメリカと日本に限定して、わずかに輸出されるようになりました。日本では金沢医科大学他、多くの大学の医学部、薬学部、あるいは病院の研究所などで、チエニーの薬理効果が研究されています。

Q2 チエニーは糖尿病によいというのは本当ですか?

A 本当です。チエニーはイチイ科の樹木であり、本来の薬効は糖尿病です。

チエニーはイチイ科の植物であり、イチイは本来「一位葉《いちいよう》」という漢方の生薬です。「一位葉」の効能は糖尿病と慢性腎臓病とされています。

一般的なイチイは、その葉っぱが漢方素材として扱われ、漢方薬局などで普通に流通しています。こうしたイチイは、販売者が生産地を公表していますが、国産もあれば輸入ものもあり、どのようなイチイなのかも様々なようです。

しかし本書で紹介しているチエニーは、生産地が中国雲南省の特定地域のものに限定されており、かなり特殊なイチイだといっていいでしょう。糖尿病に対する薬理効果も突出しており、詳しくは第4章の科学的検証を読まれればご理解いただけるでしょう。

中国の国立病院において糖尿病患者を対象に行った臨床試験では、チエニーを摂取した患者さんは、全て血糖値が下がりました。最も下がった人は血糖値が259から102に下がっています。平均すると51下がっています。

日本の富山医科薬科大学（現・富山大学）で行われたラットを使った実験では、チエニーを投与したラットは、医薬品の血糖降下剤を投与したラットより血糖値が下がるという結果になりました。血糖降下率はチエニーが33・7％、医薬品が24・0％で、チエニーの方がより効果があったのです。

富山医科薬科大学（現・富山大学）の実験結果は、第45回日本糖尿病学会、第19回日本和漢医薬学会で発表され、ドイツの医学文献『Planta Medica』にも掲載されました。

Q3 チエニーはいつ飲めばいいのでしょうか？

A 最も吸収されやすいのは食後ですが、いつ飲んでも差しさわりはありません。

漢方薬は、食前か食間（食事と食事の間）に飲むのが一般的です。というのは生薬によっては、食事の中に入っているものと相性が悪い場合もあるからです。お腹の中でそうした食べものと一緒にならないよう、空腹時の食前か食間に飲むことになっている漢方薬が多くなっています。

医薬品でも、納豆とワーファリン（抗血液凝固剤）、グレープフルーツとカルシウム拮抗薬など、特定の食べものが禁止されているものがあります。

しかしチエニーは、どんな食べものともケンカしない、禁忌のない性質を持っているので、いつ飲んでもかまいません。この性質を相和作用と言います。

吸収のよい時間を選ぶなら、食後がベストです。食事をしている時は、消化器が活発に働いていて吸収がいい時なので、チエニーの薬効成分もあますところなく体内に取り込むことができます。

Q4 糖尿病の薬とチエニーを一緒に飲んでもかまいませんか？

A 大丈夫です。医薬品と一緒に飲んでも問題ありません。

薬の飲み合わせは相互作用といい、充分気をつけなければなりません。特に糖尿病の薬は、一緒に摂取すると低血糖を起す危険のある薬や嗜好品、サプリメントが少なくありません。

しかしチエニーは、糖尿病の薬はもちろん、他のどんな薬や食品と一緒に飲んでも問題ありません。今まで大学の研究所や食品分析センターなどで検証を繰り返してきましたが、今のところ相互作用を起こす医薬品はありませんでした。安心して飲んでいただいて大丈夫です。

参考までに、糖尿病の薬と一緒に飲んではいけないもの、あるいは飲む場合はあらかじめ担当医と相談した方がよいものをご紹介します。

要注意なもの

①アスピリン…風邪薬や鎮痛解熱剤に含まれているアスピリンは、糖尿病の薬と併用すると血糖値が下がり過ぎる可能性があります。

②咳止め薬、去痰剤…咳を止め痰を切る成分であるメチルエフェドリンや、漢方の生薬である麻黄《まおう》は、糖尿病の薬と併用すると血糖値を上げてしまう可能性があります。

③アルコール…糖尿病の薬と併用すると低血糖昏睡を起こす可能性があります。

④イチョウ葉エキス…糖尿病の薬と併用すると血糖値を過度に下げてしまう可能性があります。

Q5 チエニーには副作用はありませんか？

A ありません。公的な研究機関で安全性試験をクリアしていますし、これまで副作用の報告もありません。

日本食品分析センターで行ったチエニーの毒性試験では、「2000mg／kg摂取しても毒性は認められない」という結果が出ています。量的に考えて事実上無害ということです。したがって安心して飲んでいただけます。

チエニーは、第4章の科学的検証を読むとわかるとおり、日本の医科大学、薬科大学、あるいは研究機関で今もさかんに研究が行われています。糖尿病に関しては驚くような薬理効果がわかっているだけでなく、有害な事象は全く発生していません。

Q6 チエニーはなぜ糖尿病に効果があるのですか？

A 有効成分であるリグナン類が血糖値を下げ、抗酸化作用で細胞の傷を防ぎ、傷ついた細胞を修復するからではないかと考えられています。

チエニーはイチイという樹木の一種で、イチイは昔から「一位葉」という漢方の生薬です。その効能は糖尿病と慢性腎臓病ですので、チエニーが糖尿病に効果があることは昔からわかっていることでした。

漢方の考え方では、チエニーは血流をよくすることで、糖でドロドロした状態の糖尿病の血液をサラサラの状態にするので血糖値が下がると考えます。

ただ現代の科学で、どんな成分がどう働いて効果を発揮しているのかは、まだ全て明らかになっているわけではありません。

しかしチエニーの有効成分は、植物ポリフェノールの一種であるリグナン類であることから、抗酸化作用が強く、活性酸素を中和して細胞の傷を防いだり修復したりすることができると考えられています。

糖尿病は、すい臓のインスリンの分泌が悪いこと、分泌されても細胞レベルでうまく働かないことが原因ですので、すい臓の細胞を守り修復し、細胞レベルでの傷の修復がうまくいけば症状は改善します。チエニーの有効成分がこうした働きをしていることは間違いありません。

Q7 チエニーは1型糖尿病にも効果がありますか？

A 臨床観察で1型糖尿病にも効果があるという結果が出ています。

1997年中国の国立病院で、インスリン依存型（1型糖尿病）6人、非インスリン依存型（2型糖尿病）24人の計30人の患者さんを対象にしたチエニーの臨床試験が行われました。結果、ほぼ全ての患者さんの血糖値が下がり、1型糖尿病の患者さんも同様の結果になっています。

ある1型糖尿病の患者さんは、チエニーを4週間摂取した結果、血糖値が259・2㎎／dℓから102・6㎎／dℓに下がりました。もう1人の1型糖尿病の患者さんは、血糖値が316・8㎎／dℓから165・6㎎／dℓに下がっています。

こうした研究から、チエニーは1型糖尿病に対する効能が期待されています。

Q8 チエニーは糖尿病の合併症にも効果がありますか？

A 血糖値をちょうどよい状態にする作用により、様々な合併症に効果があるようです。

チエニーは医薬品ではありません。血糖降下剤とは違い、単に血糖値を下げるのではなく、バランスをとり、ちょうどよい値に落ち着かせる働きがあるようです。上がりすぎるものは下げ、下がりすぎるものは上げる。これを双方向調整作用と言い、チエニーのユニークで優れた特徴です。

こうした働きは、漢方薬であっても大変珍しく、めったにありません。

血糖値がちょうどよい値であるということは、健康な血液が全身をめぐるということです。健康な血液は、どんな医薬品より治癒力があります。これによって神経や血管のダメージは徐々に回復すると考えられます。

残念ながら失明した目が見えるようになるなどといった奇跡は起きませんが、回復可能な病状なら期待できます。例えば網膜症の進行を防ぎ、視力を改善させる、腎臓ではアルブミンが出ない状態まで回復させる、しびれや痛みが軽くなるなどです。

体験談では、骨が見える状態になった壊疽で足指の切断を宣告された方が、チエニーを飲用し、切断を回避し、ほぼ全快までこぎつけたそうです。

人間の回復力、自然治癒力は、時として医学の常識を超えることがあります。チエニーには、そうした症例が数多く存在します。

Q9 チエニーの科学的な研究は、どのように行われていますか？

A チエニーは、多くの医科薬科大学や医療機関で研究されています。

チエニーを研究している研究機関は、京都大学、北里大学、富山医科薬科大学（現・富山大学）、金沢医科大学、岐阜大学、神戸薬科大学、茨城キリスト教大学、静岡がんセンター、（財）化学療法研究所付属病院、東京山王病院、長春中医薬大学などで行われ、金沢医科大学には総合医学研究所にチエニーに特化した研究部門ができたほどです。

こうした研究機関に所属する研究者たちが、それぞれの専門分野でチエニーの薬理効果の研究を重ね、その結果を内外の学会で発表しています。また研究者同士のネットワークで情報を共有し、新しい研究や有益な研究に進歩発展させています。

チエニーが有効な病気や症例は糖尿病だけではないので、発表される学会の数も数十を数えます。

研究論文が掲載された学術誌はアメリカの『Phyto Science』、『Journal of Natural Product』、ドイツの『Planta Medica』、英国の『Phyto Chemistry』、オランダの『Phyto Medicine』などたくさんあります。興味のある方はインターネットでアクセスしてみてください。

海外の学術雑誌に掲載されると、世界中の研究者がそれをチェックし、異論反論が寄せられます。紙面で激しい議論が巻き起こることもあります。それに耐えうる論文のみが掲載されているので、これらの権威のある学術誌上での発表は意味があり、価値があるのです。

Q10 チエニーから抗がん剤が作られているというのは本当ですか？

A 本当です。チエニーから、タキソールという抗がん剤が作られ、現在医療現場で使われています。

タキソールはチエニー由来の抗がん剤で、卵巣がん、乳がん、胃がん、小細胞肺がん、肝がんなど様々ながんに用いられています。アメリカで1990年代に抗がん剤として登場するや否や、またたくまに世界中のがん治療の第一線に上り、20世紀最高の抗がん剤と言われました。

タキソールの一般名はパクリタキセルと言います。タキソールは商品名です。

チエニーという樹木にふくまれる抗がん成分はごくわずかであるため、一度は全て合成で薬品化する試みもありましたが、現在でもチエニーの成分を元に半合成で医薬品化しています。

1990年、米国のブリストルマイヤー社がタキソールを抗がん剤として商品化。1992年にはアメリカ食品医薬品局（FDA）が認可し、1997年には日本でも認可。世界中で最もポピュラーな抗がん剤の一種になりました。

そのメカニズムは、がん細胞の微小管という箇所に結合して細胞分裂、増殖を阻害することでがん細胞を殺すというものです。がん細胞がほかの健康な細胞にくらべて分裂が早いため、タキソールはそこに反応し結合します。

しかしながらチエニーを医薬品化するだけでなく、もっと身近な食品として普及させたいと考えたのが日本の研究者たちです。

日本におけるチエニー研究の第1人者である金沢医科大学元教授の信川高寛博士は、「タキソールは他の抗がん剤同様副作用もあり、医師以外の人は使えません。そこで、チエニーを丸ごと予防医学の立場から利用できないかと考えたのです」と語ります。

タキソールのように単一の成分を医薬品化すると、強力な効き目が得られる反面、強い副作用も生まれます。

「そこでチエニーに含まれるミネラル類など色々な成分を含めて、丸ごと製品化が試みられ、現在のチエニーが誕生しました」

チエニーは糖尿病だけでなく、がん、肝炎、リウマチ、花粉症などのアレルギー、ほか様々な病気に効果を発揮します。まさに現代の万能薬と言えるほどのものであり、たくさんの方たちの支持を集める所以となっています。

Q11 チエニーを飲み始めたら、ずっと飲み続けなければなりませんか?

A チエニーは薬ではないので、いつ飲み始めていつ止めても問題ありませんが、予防のために続けられている方が多いです。

糖尿病治療の基本は「食事療法」と「運動療法」です。この2つだけで血糖値をコントロールできれば、それにこしたことはありません。

しかし加齢などで身体に変化があると、徐々にコントロールが難しくなり、薬物療法を始めることになります。初めは飲み薬の血糖降下剤ですが、合併症があればその薬が追加され、最初の血糖降下剤が効かなくなると別の血糖降下剤、と徐々に薬が変わっていきます。そして最終的にインスリン注射になってしまう患者さんが多いようです。

チエニーは糖尿病の薬と一緒に飲んでも問題ありません。薬物療法がうまくいかなくなった時チエニーを併用すると、数値が安定したという方が多くいます。

逆に、食事療法と運動療法がうまくいき、血糖降下剤をやめてしまって、飲むのはチエニーだけという人もいます。

もちろん血糖値が安定したらチエニーをやめて様子を見てもいいのですが、糖尿病は完治が難しく、長く付き合っていかなければならない病気です。一時的に数値がよくなっても、それを維持したり悪化を予防するため、チエニーを飲み続けるのが理想的と言えます。

もちろん薬に関しては自己判断は禁物です。必ず医師の指示を仰ぎましょう。

【監修者紹介】

岡野 哲郎（おかの・てつろう）

岐阜大学特任准教授
免疫学博士
日本補完医薬学会評議員理事

1975年北里大学卒業
北里大学衛生科学検査研究センター免疫室室長、北里大学医療衛生学部免疫学研究室専任講師、酵素・補完医学研究部門・部門長 准教授を経て、現在に至る。
アレルギー・リウマチなどの臨床免疫学、人類遺伝学を専門とするチエニー研究者。北里大学在籍40年の生粋の北里柴三郎を尊敬する北里人。学生には「ひげの先生」と慕われている。
日本リウマチ学会、日本臨床免疫学会、日本免疫学会、日本人類遺伝学会、日本癌学会、日本補完医薬学会、米国臨床免疫学会、ヨーロッパ免疫学会など、国内外の学会発表多数。

【著者紹介】

木下カオル（きのした・かおる）

医療ジャーナリスト

1959年生まれ。
出版社勤務を経てフリーランスのジャーナリストとなる。糖尿病を始めとした生活習慣病やがんなどをテーマに健康、医療分野の執筆活動を展開中。

本書を最後までお読みいただきまして
ありがとうございました。

本書の内容についてご質問などございましたら、
小社編集部までお気軽にご連絡ください。

平原社編集部
TEL:03-6825-8487

【改訂第二版】
ほうっておくと本当に怖い
糖尿病と合併症は
これを知っているだけでどんどん治る！

発行日　2024年3月6日　第1刷

監　修　岡野哲郎
著　者　木下カオル
発行所　株式会社　平原社
東京都新宿区喜久井町三四番地　九曜舎ビル三階
（〒一六二─〇〇四四）
電　話　〇三─六八二五─八四八七
FAX　〇三─五二九六─九一三四

印刷所　ベクトル印刷株式会社

ISBN978-4-938391-81-2